I0113741

Pourquoi les hommes ne comprennent rien aux femmes...

... et réciproquement

Groupe Eyrolles
61, bd Saint-Germain
75240 Paris Cedex 05

www.editions-eyrolles.com

Remerciements

Merci à Michaël Lainé pour l'aide précieuse qu'il a apportée à la mise en forme de cet ouvrage.

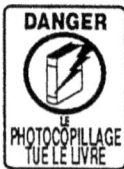

DANGER

**PHOTOCOPILLAGE
TUE LE LIVRE**

Le Code de la propriété intellectuelle du 1ᵉʳ juillet 1992 interdit en effet expressément la photocopie à usage collectif sans autorisation des ayants droit. Or, cette pratique s'est généralisée notamment dans l'enseignement, provoquant une baisse brutale des achats de livres, au point que la possibilité même pour les auteurs de créer des œuvres nouvelles et de les faire éditer correctement est aujourd'hui menacée.

En application de la loi du 11 mars 1957, il est interdit de reproduire intégralement ou partiellement le présent ouvrage, sur quelque support que ce soit, sans autorisation de l'Éditeur ou du Centre Français d'Exploitation du Droit de copie, 20, rue des Grands-Augustins, 75006 Paris.

© Groupe Eyrolles, 2009
ISBN : 978-2-212-54067-3

Lubomir Lamy

Pourquoi les hommes ne comprennent rien aux femmes...

... et réciproquement

EYROLLES

Dans la même collection, chez le même éditeur :

Dans la série « Les chemins de l'inconscient »,
dirigée par Saverio Tomasella :

Table des matières

© Groupe Eyrolles

© Groupe Eyrolles

© Groupe Eyrolles

© Groupe Eyrolles

Introduction

Autrefois, tout était simple. Dans la rue, les hommes et les femmes se reconnaissaient de loin ; les femmes portaient des vêtements de femmes et les hommes, des vêtements d'hommes. On était sûr de ne pas se tromper.

Autrefois, tout était codifié. Lorsqu'un homme s'estimait insulté, il jetait son gant au visage de celui qu'il voulait provoquer en duel, avant de lui adresser un *cartel* et ses témoins. On se donnait rendez-vous dans un pré, au matin naissant. Le moins exercé au maniement de l'épée y restait étendu. C'était une bonne leçon de politesse ; s'il n'était pas mort, il réfléchirait à deux fois, à l'avenir, avant de tenir des propos impertinents ou de fixer avec insistance l'épouse – propriété personnelle d'un autre.

Autrefois, les hommes faisaient la cour. Ils ne se jetaient pas sur vous sans prévenir. D'ailleurs une *honnête femme* se devait de pousser de hauts cris si l'on essayait de lui dérober un baiser hors des liens sacrés du mariage. Elle devait se refuser afin d'éprouver la sincérité de son *amant*. Sa pudeur ainsi que l'intensité de sa résistance attestaient sa vertu. Par la suite, le temps écoulé étant conforme à la décence et aux bonnes mœurs, le prétendant se gantait de blanc (gage de la pureté de ses intentions) et s'avisait d'obtenir le consentement du père de l'élue de son cœur en vue de l'hymen souhaité. Le détenteur de l'autorité légale se

© Groupe Eyrolles

déchargeait alors sur son futur gendre de la responsabilité de cette créature qui devait être passablement écervelée pour ne jamais être responsable d'elle-même au cours de son existence, mais toujours soumise à l'autorité d'un homme, père puis mari ; le chef de famille était un homme, comme tous les chefs, en général, étaient des hommes. Cela ne convenait pas à la nature de la femme de commander. Elle était à l'aise dans des activités en harmonie avec sa *complexion* délicate et émotive. Par exemple, faire de la broderie, materner sa progéniture ou, dans les bonnes familles, apprendre le piano et le chant. Les femmes ne faisaient pas d'études, surtout scientifiques, parce que cela non plus ne correspondait pas à leur nature. Elles lisaient des romans, en cachette parce que chacun savait que cela les détournait des devoirs d'une honnête femme et d'une honnête mère. Alors (comme aujourd'hui), les idées langoureuses contenues dans les romans enflammaient l'imagination fertile des jeunes filles et les détournaient de la vertu.

Autrefois, les hommes et les femmes possédaient des caractères nettement différenciés. Par exemple, les femmes étaient très impressionnables. Averties d'une mauvaise nouvelle ou aux prises avec un prétendant par trop entreprenant, elles perdaient connaissance. Elles s'effondraient dans les bras protecteurs d'un homme ému par tant d'innocente vulnérabilité ou, si la scène avait été insuffisamment préparée, sur le froid dallage d'un vestibule. On plaçait des *sels* sous leurs narines afin de les aider à reprendre connaissance. Les hommes, de leur côté, ne pouvaient éprouver la peur. Ils partaient d'un cœur léger pour la guerre. Ils aimaient d'ailleurs, en société, produire le récit détaillé de leurs exploits guerriers et ce, dans une mesure inversement proportionnelle à la réalité de ces exploits.

Aujourd'hui, codes, rôles et barrières se sont effacés. Ils se sont complexifiés. Les limites des rôles masculin et féminin sont devenues plus ambiguës, plus incertaines.

Il y a des femmes agressives et des hommes flasques, mais le vrai changement réside dans le fait que cela n'étonne plus personne.

© Groupe Eyrolles

Il y a des femmes pilotes de chasse et des hommes qui s'adonnent avec zèle au rôle de mère, et chacun s'en félicite.

Il y a des femmes dont la réussite sociale constitue pour leur mari un facteur anxiogène, et l'on déplore cet archaïsme.

Il y a des hommes entretenus et des femmes qui dirigent des entreprises, et c'est un juste retour des choses.

Il y a des femmes qui multiplient les liaisons et s'empressent de rompre avant que d'avoir aimé, pendant que des hommes se persuadent de l'existence du grand amour.

Que reste-t-il des différences qui jadis conféraient une identité et de naïves certitudes ? Est-ce que les hommes et les femmes ne diffèrent qu'anatomiquement et physiologiquement ? Sont-ils semblables sur le plan psychologique ? Les femmes se sont approprié des domaines d'action et des comportements traditionnellement masculins, au point parfois de s'humilier en une ultime soumission, en une ultime concession au « joug » masculin, lorsqu'elles adoptent les habitudes les plus médiocres des hommes. Certaines se sont arrogé le « droit » de mourir d'un cancer des poumons en fumant *comme les hommes*, le droit de vivre de passionnantes expériences d'ébriété avancée *comme les hommes* avant elles, le droit d'être méprisées, dans la vie professionnelle, en adoptant les travers des hommes : arrogance, injustice et abus de pouvoir... Mais il est peu probable que l'on puisse jamais s'affranchir d'une quelconque oppression par l'imitation servile des défauts de l'autre. Il faut trouver sa propre voie.

Les hommes, de leur côté, entendent l'injonction sociale qui les appelle d'une voix si insistante à s'approprier des rôles autrefois dévolus aux femmes ; ils condescendent à participer aux tâches ménagères, de plus ou moins bonne grâce. Par ailleurs, ils découvrent émerveillés les bienfaits de la cosmétique et de la chirurgie esthétique. Dans la vie sociale, il n'est question que de dialogue nécessaire, de concertation, de médiation et de consensus. Il faut à tout prix éviter l'épreuve de force, le conflit

© Groupe Eyrolles

ouvert. Ce sont des valeurs féminines qui tendent à s'imposer comme la norme de référence. Et les héritières des suffragettes et du MLF de se lamenter aujourd'hui qu'« il n'y a plus d'hommes » !

Alors, qu'en est-il vraiment ? Ce livre est une exploration, sur les traces des différences qui subsistent entre hommes et femmes. Il est aussi une confrontation des croyances stéréotypées et des réalités objectives, car l'écart est considérable entre les deux registres. L'« homme de la rue » est capable d'énumérer quantité de traits sur lesquels les deux sexes divergent, des femmes « intuitives » aux hommes « sûrs d'eux ». Mais les impressions et les idées toutes faites, fussent-elles celles d'une foule ou d'un peuple, ne constituent pas même l'ombre d'une preuve. C'est pourquoi les différences que nous examinerons sont relatées au travers des expériences qui ont permis d'en établir la *preuve* empirique. Ce faisant, le lecteur sera à même de juger de la portée véritable de ces expériences, souvent outrageusement amplifiée lors de leur vulgarisation. Ainsi, rien ne prouve *a priori* qu'une différence établie pour des enfants d'une dizaine d'années puisse être généralisée à l'âge adulte. Rien ne prouve qu'une différence obtenue en *simulant* des situations réelles est valide dans la vie quotidienne...

Inversement, il faut admettre que de nombreuses différences entre hommes et femmes n'ont pu à ce jour être démontrées (c'est le cas pour l'intuition féminine, ou plus généralement pour l'existence d'une forme de pensée spécifiquement féminine), sans tomber pour autant dans cette forme de despotisme intellectuel consistant à prétendre que ce que l'on n'a pu à ce jour démontrer empiriquement ne saurait exister. La science progresse à son rythme, et retrouve parfois ce que des penseurs brillants avaient suggéré quelques siècles auparavant.

Le lecteur devra aussi garder à l'esprit le fait que les différences hommes-femmes sont constamment surestimées : tous les chercheurs s'accordent à considérer qu'il y a plus de différences *entre hommes* ou *entre femmes* qu'*entre*

© Groupe Eyrolles

hommes et femmes. Les différences hommes-femmes que l'on cite sont souvent significatives *statistiquement* mais imperceptibles *psychologiquement.* Tous, pourtant, se forcent à voir des hommes et des femmes fondamentalement différents, au risque de ne plus pouvoir se comprendre.

Pour le lecteur qui souhaitera pousser plus avant sa réflexion, nous donnons en fin d'ouvrage les références de l'ensemble des publications scientifiques que nous avons mises à contribution.

Hommes et femmes ont souvent été dépeints comme d'éternels ennemis. Guerre ouverte ou guerre froide, manœuvres d'approche et calculs stratégiques, visées d'appropriation sournoise des richesses de l'« ennemi », guerre de tranchée des couples qui se déchirent mais jamais ne se sépareront, « assauts » sexuels... les métaphores guerrières ont souvent été mises à contribution pour décrire les rapports des hommes et des femmes. Ne parle-t-on pas également de « bourreaux des cœurs » et de femmes « fatales » ? Il n'est pas question ici de contester l'évidence, c'est-à-dire les conflits et les dégâts occasionnés par la mise en présence de deux principes souvent opposés ; car « quoique l'homme et la femme s'unissent, ils n'en représentent pas moins des contrastes inconciliables qui, lorsqu'ils sont activés, dégénèrent en une inimitié mortelle »*. Le pari de ce livre, pourtant, est de montrer qu'au-delà des apparences, au-delà des luttes et des rivalités, hommes et femmes sont plus amis qu'ennemis ; qu'ils tirent plus de bénéfices que de peines de la présence de leur *alter ego.* Sinon, se chercheraient-ils avec tant d'assiduité et de constance ?

Les avatars des histoires personnelles, la rencontre imparfaite de tel homme et de telle femme n'altèrent du reste aucunement la rencontre de l'homme et de la femme archétypiques, mythiques et symboliques. Car nous entrons en contact autant avec un *principe* qu'avec une *personne.*

---

* Jung, C. G., *L'Âme et la vie*, Buchet-Chastel, 1995.

© Groupe Eyrolles

Toute notre communication est biaisée par l'idée que nous nous sommes formée de ce que les hommes et les femmes sont *en général*, de ce qu'ils ou elles *devraient être*. Les jeunes gens qui rêvent à l'amour vivent chaque jour auprès de ce principe, avant que d'avoir rencontré le partenaire qui bien sûr les décevra car il n'est que le pâle reflet de ce que leur imagination avait contemplé. Quant aux adultes, désabusés ou pragmatiques, ils règlent malgré eux leur conduite sur le modèle abstrait de ce qu'un homme ou une femme devrait *normalement* être ou faire ; et l'on voit par exemple des femmes qui s'autorisent à pleurer, des hommes qui se l'interdisent, et les uns et les autres sont bien contents : les hommes, d'être au-dessus de la vulnérabilité féminine et de pouvoir se montrer protecteurs ; les femmes, de savoir attendrir et fléchir des hommes qui ont un peu trop tendance à se croire supérieurs.

Hommes et femmes, telles deux couleurs complémentaires, s'exaltent mutuellement, prennent sens les uns par rapport aux autres. Ennemis déclarés, amis secrets, ils sont bien tristes d'être seuls et, hormis quelques déçus acariâtres, cherchent désespérément la présence de ceux auprès desquels ils se sentent *vivre* plus intensément...

© Groupe Eyrolles

Virils mais ingérables

Au registre des différences physiologiques entre hommes et femmes, l'une d'elles, le taux de testostérone circulant dans le sang, a été particulièrement étudiée. En effet, cette hormone constitue un facteur de différenciation simple entre hommes et femmes, et de multiples différences comportementales accompagnent ses variations. Chez l'homme, les cellules de Leydig des testicules produisent la testostérone ; chez la femme, elle est secrétée dans le cortex surrénalien et les ovaires. Mais la différence évidente tient à la quantité de testostérone circulant dans le sang : environ 1/100 000 de gramme par litre de sang chez l'homme, sept à huit fois moins chez la femme. La testostérone développe et maintient les caractères typiquement masculins du corps, notamment en accroissant la masse musculaire. Sa concentration dans le sang ou dans la salive, où elle est plus facile à relever, peut varier considérablement en l'espace de quelques minutes, tout en restant généralement stable sur de longues périodes.

© Groupe Eyrolles

Comment reconnaître les hommes à fort taux de testostérone

S'il sourit peu et qu'il a l'air dur ou quelque peu menaçant[1] ; s'il a la voix grave[2] ; s'il a l'annulaire plus long que l'index ; si ses empreintes digitales sont nettement asymétriques, avec un nombre plus élevé de lignes sur les doigts de la main droite que sur ceux de la main gauche[3] : pas de doute possible, vous avez trouvé un homme dont le taux de testostérone est plus élevé que la moyenne. Puisque vous avez fait cette heureuse découverte, il ne vous reste qu'à décider si vous supporterez stoïquement les divers corollaires associés à ce niveau de « performance » hormonale.

Car en matière de relations sociales, un taux élevé de testostérone est associé à des comportements dominateurs, agressifs, antisociaux, de rébellion ou de confrontation[4]. Pareille influence donne une probabilité plus grande d'être arrêté pour vol, recel, surendettement, ou usage d'armes lors de bagarres[5]. Des études réalisées en prison montrent que les détenus à testostérone élevée se montrent plus agressifs et plus dominateurs que les autres[6] ; qu'ils ont commis des crimes plus violents et qu'ils sont jugés par leurs codétenus comme des « durs » ; que leurs gardiens signalent plus souvent des transgressions des règles carcérales ; de même, des joueurs de hockey à testostérone élevée sont jugés plus agressifs par leur entraîneur[7]. De façon similaire encore, parmi des vétérans de la guerre du Vietnam, ceux qui présentent une concentration importante de cette hormone relatent plus souvent que les autres avoir eu des comportements délictueux dès l'adolescence, puis, à l'âge adulte, des difficultés d'adaptation au travail, des ruptures conjugales, des problèmes de drogue, d'alcool, un comportement violent et/ou rebelle, une attitude d'opposition aux règles dans l'armée. En situation de guerre, ils sont plus exposés que les autres, c'est-à-dire plus souvent en première ligne, sans toutefois que l'on sache si ces hommes se portent en avant par goût du

© Groupe Eyrolles

8

combat ou si leurs chefs leur reconnaissent des qualités d'opiniâtreté qui les incitent à les placer en première ligne[8].

Sanction immédiate

Dans l'une des rares expériences visant à tester directement l'effet de la testostérone sur l'agressivité, des chercheurs[9] obtiennent la participation de huit hommes âgés de 20 à 39 ans. Ceux-ci acceptent de subir des injections intramusculaires de testostérone – une par semaine pendant six semaines, puis une nouvelle série de six après une période de latence. L'étude porte officiellement sur « les performances motrices et les réponses physiologiques associées aux traitements par des stéroïdes ». Les doses injectées contiennent soit la testostérone annoncée, soit un placebo sans effet particulier – par série de six.

Opposé à un adversaire fictif, chaque participant a le choix entre deux actions : appuyer sur le bouton A pour marquer des points, et appuyer sur le bouton B pour en retirer à son adversaire. Les points sont à la fin de l'expérience convertis en dollars en guise de rémunération.

Quelques minutes après le début de la session, le participant s'aperçoit que son adversaire « ouvre les hostilités » en lui retirant un premier point ; puis continue de la sorte, lui ôtant au total 12 à 17 points en l'espace de 20 minutes.

Les auteurs veulent ainsi savoir si ce comportement agressif suscite davantage de réactivité de la part d'un volontaire porteur d'un taux anormalement élevé de testostérone.

Les résultats indiquent que :
- le nombre total de réponses non agressives (bouton A : recherche de gain) ne diffère aucunement, que le participant ait reçu ou non des injections de testostérone ;
- le nombre total de réponses agressives (bouton B : rétorsions suite à une odieuse provocation), en revanche, s'avère significativement plus élevé chez ceux qui ont reçu de la testostérone.

© Groupe Eyrolles

La testostérone semble donc inciter à se battre contre ceux qui nous gênent, plutôt que pour atteindre un objectif « positif ».

La machine à fabriquer des vainqueurs

Le taux de testostérone, chez l'homme, est généralement associé à la recherche ou au maintien d'une position sociale dominante. Il peut varier considérablement lors de situations de compétition, qu'elles soient sportives ou non. Juste avant une compétition, les participants voient leur taux de testostérone augmenter, comme s'il s'agissait d'anticiper cette compétition et de mobiliser toutes leurs ressources : ils se préparent à prendre des risques, ils anticipent l'effort et accentuent leur concentration. Pendant une ou deux heures *après* la compétition, le niveau de testostérone des vainqueurs reste plus élevé que celui des perdants, à la condition toutefois que leur moral soit lui aussi élevé ; si le vainqueur a l'impression d'avoir gagné par hasard, par chance, ou que ce résultat lui importe peu, son taux hormonal ne reste pas aussi important. Tout se passe donc comme si le fort taux de testostérone du vainqueur lui permettait de faire face ultérieurement, avec un « moral de vainqueur », à de nouveaux défis et à de nouveaux adversaires. Le faible taux de testostérone du perdant l'inciterait à se retirer de la compétition, s'économisant ainsi de nouvelles blessures d'amour-propre[10].

Ce schéma-type : élévation du taux avant la compétition-maintien d'un taux élevé chez le vainqueur-chute chez le perdant s'observe aussi bien lors de compétitions sportives, que chez des joueurs d'échecs[11] ou dans divers contextes d'affrontement symbolique où l'on se trouve menacé de perdre son statut. Ainsi, des élèves officiers dont le moral est au plus bas du fait qu'ils doutent de leurs capacités à réussir les épreuves de sélection, ou encore des détenus nouvellement incorporés à un régime pénitentiaire « dur » voient leur taux de testostérone chuter[12].

© Groupe Eyrolles

Comment rehausser le taux de testostérone de votre compagnon s'il n'est pas assez entreprenant

Pour le remettre à niveau :

• faites-lui croire qu'il va devoir se battre pour réussir ;

• s'il ne montre vraiment aucune ambition ni aucun désir de s'imposer face aux autres, passez-lui au moins l'enregistrement de l'un des matches gagnés par l'équipe de France durant la coupe du monde de football de 1998. En effet, point n'est besoin de pratiquer soi-même une activité sportive ni de remporter une compétition. Il suffit d'y assister en s'identifiant au vainqueur.

« On a gagné ! »

C'est ce que met en évidence une étude réalisée aux États-Unis au moment de la finale du Mondial de football 1994[13]. Les auteurs recrutent pour volontaires des supporters des deux pays arrivés en finale : le Brésil et l'Italie. Contactés dans des bars de supporters de la ville d'Atlanta où ils s'apprêtent à regarder la finale, ces hommes âgés de 21 à 40 ans acceptent de donner un échantillon de salive, entre 30 et 10 minutes avant le match fatidique, puis 15 à 25 minutes après la fin du match. Parmi les 26 volontaires, 12 sont brésiliens ou d'origine brésilienne, 14 sont italiens ou d'origine italienne. Les résultats démontrent clairement que le taux de testostérone des « vainqueurs » par procuration, c'est-à-dire des supporters brésiliens, a augmenté dès qu'ils ont eu l'assurance de la victoire de leur équipe favorite (victoire restée incertaine jusqu'à la toute fin du match). Inversement, les « perdants » italiens voient leur taux de testostérone chuter avec la déception due à la défaite de leur équipe.

Si votre compagnon ne pratique aucun sport, se refuse à prendre des risques lors d'une forme quelconque de compétition, et affiche de

© Groupe Eyrolles

l'indifférence face aux performances des autres, il vous reste une dernière solution : amenez-le à *imaginer* qu'il est un vainqueur.

Je suis un vrai lion

Prenez un jeu compétitif nécessitant un bon sens de l'observation et une réaction rapide[14]. Les participants voient augmenter leur taux de testostérone non seulement lorsqu'ils remportent cette petite compétition, mais déjà lorsqu'on les met en situation d'imaginer une victoire ultérieure. Ce phénomène, cependant, n'est observé que chez ceux qui possèdent la volonté de s'affirmer sur autrui, par opposition aux hommes qui cherchent plutôt à satisfaire un désir de sociabilité ou d'altruisme. Pour ceux-là, rien à faire, même l'imagination n'y changera rien...

Comment faire chuter le taux de testostérone de votre compagnon s'il est trop agressif

Si vous vivez avec lui maritalement et qu'il est encore trop agressif du fait d'un taux de testostérone trop élevé, consolez-vous en vous disant qu'il aurait un taux encore plus élevé (et, probablement, encore plus d'agressivité) s'il ne vivait pas avec vous. En effet, les hommes engagés dans une relation romantique ont en moyenne moins de testostérone que ceux qui ne sont pas engagés[15]. De même, les hommes mariés en ont moins que les célibataires[16]. Mais, par ailleurs, ce taux ayant tendance à augmenter après une interaction avec une femme perçue comme attractive[17], évitez d'en faire trop... Autre possibilité, donnez à votre partenaire la joie de devenir père, son taux de testostérone évoluera sans doute à la baisse[18].

Tous ces résultats semblent confirmer l'idée que la testostérone est davantage secrétée lorsqu'un homme a en tête la recherche d'une partenaire. On a effectivement pu montrer[19] que, conformément à cette hypothèse, des

© Groupe Eyrolles

hommes engagés dans une relation amoureuse mais qui s'avouent inté-ressés par d'autres expériences sexuelles maintiennent des niveaux élevés de testostérone.

Remarquons enfin que le modèle général, qui veut que la testostérone augmente dans des situations de lutte, de conflit, de confrontation, peut s'appliquer aux conflits conjugaux et au divorce.

En résumé, si vous voulez écrêter les pics hormonaux de votre partenaire : évitez à tout prix qu'il fasse de mauvaises rencontres, sous la forme de séduisantes créatures féminines. Ne soyez pas vous-même trop attirante ; calmez systématiquement les conflits naissants. Il mourra d'ennui mais vous serez tranquille.

Pourquoi il ne faut pas contrarier un homme

Si la testostérone est liée au caractère dominateur d'un homme, ses rela-tions avec le statut social sont plus complexes[20]. La tendance générale semble être en défaveur des individus à testostérone élevée, tendancielle-ment moins instruits et de statut professionnel plus bas. Le paradoxe, c'est que les chômeurs ont le taux de testostérone le plus élevé. Pourtant, cette hormone devrait impliquer une vraie possibilité de réussite profes-sionnelle dans des métiers comportant une part de risque et où l'audace, la bravoure, la fermeté, le goût de la compétition et la capacité à s'imposer seraient déterminants : notamment chez des sportifs, des militaires, des chefs d'entreprise ou des avocats. Une quantité élevée de testostérone serait en revanche préjudiciable à la réussite professionnelle dans toutes les activités supposant un travail régulier et assidu, de la patience, un souci de l'autre, la capacité à planifier et à traiter des tâches complexes. Pour les mêmes raisons, un taux élevé de testostérone rendrait un enfant trop impatient et turbulent à l'école, où il resterait en moyenne moins longtemps que les autres.

© Groupe Eyrolles

Le niveau de testostérone semble par ailleurs constituer un bon indicateur du niveau de statut *désiré* par l'individu. On définirait ainsi, schématiquement, deux groupes d'hommes : ceux qui aspirent à un statut élevé, et se sentent à même d'y parvenir ; ceux qui ne souhaitent pas un statut dominant, par manque de motivation pour le pouvoir ou parce qu'ils sont conscients que les qualités de « battant » leur font défaut.

Intelligents... si tout va bien !

Dans ce contexte, une série de recherches a tenté de mesurer les effets de cette aspiration au pouvoir (ou à la tranquillité) sur les performances lorsqu'elle est contrariée[21]. Des étudiants complètent un test d'intelligence, ou un test d'aptitudes mathématiques, en compagnie d'un autre étudiant. Dans l'une des expériences, la première partie du test est truquée de façon à faire croire à l'un des deux qu'il est plus brillant que son congénère, et à l'autre, donc, qu'il a échoué. Dans un autre cas, l'un des deux étudiants est un complice qui fait croire qu'il est particulièrement compétent (« je n'arrive pas à croire que ce soit aussi facile »), ou incompétent (« je n'arrive pas à répondre à une seule de ces questions »). Il y a donc quatre possibilités :

- un individu qui veut réussir l'épreuve mieux que son partenaire, et qui croit qu'il va y parvenir ;
- celui qui veut réussir mais pense qu'il risque d'échouer ;
- celui qui n'a aucune envie particulière de briller lors de ce petit affrontement, mais qui néanmoins s'attend à y parvenir ;
- celui qui ne souhaite pas remporter ce défi et qui, effectivement, est en passe d'échouer.

La volonté de triompher dans cette épreuve compétitive est mesurée par le taux de testostérone relevé avant la passation du test.

Les résultats obtenus indiquent que les performances cognitives sont altérées quand l'aspiration de l'individu est contrariée : il voulait réussir et se sent acculé à un échec ; il n'avait pas le désir de réussir et néanmoins se

© Groupe Eyrolles

trouve en position de force. Dans l'un et l'autre cas, il avouera avoir ressenti plus de tension émotionnelle que ceux qui n'ont pas eu ce destin « contrarié », et présentera un rythme cardiaque plus élevé au cours de l'épreuve.

En conclusion : s'il veut être chef, ne le contrariez pas, vous prendriez le risque d'amoindrir ses capacités de raisonnement complexe, de le rendre anxieux et sujet à des tachycardies. S'il ne veut pas être chef, laissez-le tranquille – les effets seraient les mêmes. Un homme, c'est fragile ; ça a un comportement optimal quand tout va bien. Mentionnons cependant le fait que l'expérience précédente concernait des étudiants des deux sexes, et que la tendance est identique pour des femmes « contrariées » – en tenant compte du fait que leur taux moyen de testostérone est beaucoup plus bas que celui des hommes.

Pouvoir et libido

Vous pouvez l'avouer maintenant : depuis le début de ce chapitre, vous supposez qu'il y a un rapport entre la testostérone et les performances sexuelles, mais vous n'avez pas osé le dire. Un consensus semble en effet exister pour affirmer que la testostérone masculine sous-tend le désir sexuel. Pourtant, le rapport entre l'un et l'autre est plus subtil qu'il n'y paraît.

Si le taux de testostérone chez un homme adulte chute fortement, cela s'accompagne d'une palette de symptômes possibles, tels que : baisse de la libido, impuissance, asthénie, irritabilité, perte de confiance, tristesse, diminution de la concentration, des capacités d'orientation dans l'espace, de la force et de la résistance musculaires, ostéoporose, augmentation de la graisse abdominale[22]. Ces symptômes peuvent s'observer en cas d'hypogonadisme (insuffisance testiculaire) sévère, ou simplement du fait de l'âge (chez 30 % des hommes de plus de 55 ans), et sous une forme atténuée lorsque le taux est simplement réduit. Une partie de ces

© Groupe Eyrolles

symptômes recouvre ceux qui signent un diagnostic de dépression, et l'on a montré[23] qu'effectivement, parmi des hommes âgés de 45 ans et plus, 21 % de ceux qui sont hypogonadaux se voient diagnostiquer une (première) dépression au cours d'un suivi de deux années, contre 7 % de ceux qui possèdent un niveau de testostérone normal.

En dehors de ces cas[24], il n'apparaît pas de relation directe entre le taux de testostérone et les comportements sexuels : il n'augmente pas forcément par anticipation ou désir d'un acte sexuel, ni après, du fait de son accomplissement. C'est la dimension *sociale* de la sexualité qui serait déterminante. Si l'activité sexuelle est ressentie comme une sorte d'affrontement et de victoire, comme une marque de supériorité, si elle est supposée procurer un surcroît de statut social, alors le niveau de testostérone augmente, et avec lui le désir sexuel. À l'inverse, les fameux « devoirs conjugaux », routiniers, convenus et non compétitifs risquent bien de laisser stagner le taux de testostérone à son niveau ordinaire.

Le rapprochement entre désir de puissance et désir de jouissance n'est peut-être pas sans rapport avec l'ambiguïté sémantique qui rend double le concept de puissance : avoir de la puissance, c'est diriger, commander, ordonner. Mais c'est aussi le contraire de l'impuissance sexuelle. La testostérone est liée à une problématique de la puissance : s'imposer, acquérir un statut dominant. Elle étend son champ d'action à la sexualité lorsque celle-ci, à son tour, semble à même de conférer pouvoir et domination. On parlait autrefois de « posséder » une femme. L'expression est passée de mode, faute d'être suffisamment égalitariste. Mais pour un jeune homme qui ressent le besoin de s'affirmer en tant qu'homme, pour un Rastignac* dont la carrière dépend d'une comtesse ou, dans la version moderne, d'une supérieure hiérarchique, ce type de possession coïncide avec l'avènement d'un nouveau statut social. Il y a bien alors confusion

---

* *In* Balzac H. de (1834), *Le Père Goriot*.

© Groupe Eyrolles

des registres de signification. De façon parallèle, à l'automne de la vie, déclin du statut social et déclin de la libido se confondent souvent. L'érosion du taux de testostérone accompagne le sentiment d'avoir « fait son temps » ou de n'être « plus bon à rien », et l'impression d'avoir passé le temps des *conquêtes* (le mot est également très significatif) féminines. Plus de concurrents à évincer, plus de défis à relever, plus de femmes à subjuguer… plus de testostérone.

Vincent ou le feu indompté

Vincent a les cheveux blond-roux et une flamme dans son regard exalté. Il dissimule la finesse de sa pensée et la délicatesse de ses sentiments sous des dehors frustes et parfois brutaux. Il s'emporte facilement. Il se dispute avec ses proches. Il se brouille avec ses protecteurs, ses soutiens, ses amis. Il marche des journées entières, sous une pluie glaciale ou un soleil de plomb. Il brave la misère et donne tout ce qu'il a à plus pauvre, plus malheureux que lui. Il ne respecte pas les convenances. Il veut épouser une prostituée. Il est excentrique dans ses tenues, dans sa pensée, dans son art. Il va son chemin en tâtonnant, mais libre, sans tenir compte de l'avis de quiconque. Il fait siens des vers à venir :

« Et que faudrait-il faire ?

Chercher un protecteur puissant, prendre un patron,

Et comme un lierre obscur qui circonvient un tronc

Et s'en fait un tuteur en lui léchant l'écorce,

Grimper par ruse au lieu de s'élever par force ?

Non, merci.

(…) Calculer, avoir peur, être blême (…) Non, merci !

Mais… chanter, rêver, rire, passer, être seul, être libre, (…)

Pour un oui, pour un non, se battre, – ou faire un vers ! (…)

Bref, dédaignant d'être le lierre parasite,

© Groupe Eyrolles

Lors même qu'on n'est pas le chêne ou le tilleul,

Ne pas monter bien haut, peut-être, mais tout seul ! »*

Vincent critique le choix des tableaux mis en vente par ses patrons de la maison Goupil. Il tient tête au peintre Mauve qui se mêle de lui apprendre à peindre. Il s'obstine à représenter de pauvres ouvriers alors même qu'on lui commande des paysages. Il renie ses ascendances bourgeoises et jusqu'au nom de sa famille dont il ne signera pas ses œuvres. Il invente un style pictural qui le mettra à coup sûr à l'abri du succès. Longtemps après Rembrandt, il réinvente l'endettement à vie.

Arrivé en Provence, il peint le soleil de face. Devenu le *fada* expiatoire des « gens normaux », celui qui les convainc qu'ils sont des *gens bien*, Vincent inquiète jusqu'à Gauguin, avec qui les discussions sont « d'une électricité excessive »**. Il subit les quolibets des gamins et la pétition des voisins. Il est, entre deux crises de délire, une « locomotive à peindre »***. Il accepte sa déchéance en demandant son internement dans l'asile d'aliénés de Saint-Rémy-de-Provence. Vincent retourne sa violence contre lui-même lorsqu'il se coupe le lobe de l'oreille gauche, lorsqu'il ingère des tubes de couleur, lorsqu'il refuse d'admettre que le succès est en train d'arriver ; et enfin, lorsqu'il se tire une balle dans le cœur.

Vincent, amoureux passionné autant qu'inquiétant, a peut-être sauvegardé son taux de testostérone parce que la fatalité – sous la forme de l'opposition des familles ou de l'élue – a voulu que jamais il ne convole en justes noces. Le feu qui l'animait, qui lui faisait peindre non pas « des cyprès comme des flammes vertes, mais plutôt des flammes vertes comme des cyprès »****, ce feu s'est emparé de lui entièrement. Il a saisi son imagination, l'a guidé au mépris des convenances et des réalités quotidiennes, l'a exalté, fasciné, dépassé.

---

*   Rostand, Edmond (1897), *Cyrano de Bergerac.*
**   Van Gogh à Théo, *in* Haziot, D., *Van Gogh*, Gallimard, 2007.
***   *Op. cit.*
**** Varbanesco, D., cité par Leymarie, J., *Van Gogh*, Éditions Pierre Tisné, 1951.

© Groupe Eyrolles

Résumé

Le lecteur l'aura compris : il existe davantage de preuves de l'effet du moral sur le taux de testostérone que l'inverse. Cette hormone semble toutefois jouer le rôle d'un médiateur transmettant dans tout le corps l'ordre de mobiliser les ressources nécessaires pour vaincre et s'imposer. Elle accompagne les luttes victorieuses, fait aimer le combat pour lui-même*, voire la rébellion. Elle se consume dans la résignation, les déconvenues de l'amour-propre, la vie conjugale sans relief.

La testostérone apparaît en définitive associée à la combativité, à la compétition, à la force brute, sans concessions. Si votre mari ou votre compagnon présente un taux élevé de testostérone, inutile d'espérer trop de délicatesse de sa part. Il est bien conscient dans certaines circonstances qu'arborer un large sourire serait opportun, mais bouquets de fleurs et paroles flatteuses ne sont pas sa spécialité. Il vous aime au moins autant qu'un autre, et probablement avec plus de sincérité, mais il faudra lui pardonner d'être un peu gauche. En revanche, si vous projetez une excursion dans un quartier mal famé ou un territoire en proie à des conflits, n'oubliez pas de l'emmener avec vous. Il est très peu probable qu'il vous laisse vous faire agresser ou violer en faisant semblant de n'avoir rien vu.

Ne comptez pas trop sur lui pour rouler à 50 km/h en ville, 130 sur l'autoroute, ou autres réglementations qu'il juge « castratrices ». Il éprouve de toute manière peu de respect pour l'autorité, les lois et les conventions.

Ainsi va la vie : les femmes sont passées maîtresses dans l'art d'apprivoiser la force et de conférer aux hommes un peu de grâce et de civilité. Elles aiment à se sentir protégées et eux ressentent comme la récompense suprême de leurs efforts et de leur combativité le regard approbateur de la femme qu'ils aiment. Ne leur dites pas que le système féodal a été aboli et qu'aucun poste de chevalier n'est plus ouvert au recrutement ; car ce regard féminin demeure le motif de leurs actions ou la source de leur témérité.

© Groupe Eyrolles

---

* « Mais on ne se bat pas dans l'espoir du succès ! Non ! Non, c'est bien plus beau lorsque c'est inutile ! », Rostand, Edmond, *Cyrano de Bergerac*, *op. cit.*

Souvent femme varie

Venant à la suite de François 1er et de son célèbre aphorisme : « Souvent femme varie, bien fol qui s'y fie », beaucoup considèrent la femme comme fantasque et imprévisible. Une façon simple de vérifier le degré de véracité de cette croyance consiste à analyser les réactions et l'état psychologique des femmes en fonction de leur cycle hormonal. Les concentrations en œstrogènes et en progestérone présentes dans leur sang peuvent être calculées, ou déduites approximativement, en fonction du jour de leur cycle. Un schéma récapitule ces variations hormonales à la page 30.

Certains jours elle semble ne pas me voir

En période d'ovulation, les femmes sont plus attirées par des hommes porteurs d'un patrimoine génétique de qualité. Comment repèrent-elles ces « étalons » ? Après tout, les gens que l'on croise dans la rue ou à une fête ne nous communiquent pas leur patrimoine génétique en guise de

© Groupe Eyrolles

carte de visite. Pourtant, nos goûts et nos inclinations doivent peu au hasard. Nos sens nous orientent à notre insu. C'est ainsi qu'au moment de l'ovulation, les femmes éprouvent une préférence pour l'odeur de T-shirts portés par les hommes au visage et au corps symétriques[25] – gage d'un bon patrimoine génétique. Le charme que dégage un homme serait ainsi lié aux impératifs de la reproduction.

La phase durant laquelle la conception d'un enfant est possible est finalement celle :

• où les femmes trouvent irrésistibles les plus beaux « étalons » ;

• où leur désir sexuel est le plus intense ;

• où le risque d'infidélité conjugale augmente[26].

Phase dangereuse entre toutes pour les maris...

Souvent beauté varie

Soit l'expérience suivante. Présentez à des femmes différents visages masculins. Modifiez-les progressivement par « morphing » en les rendant de plus en plus féminins[27]. On s'aperçoit que, durant la période la plus propice à la conception, les choix préférentiels sont modifiés : le visage jugé le plus attractif est alors plus nettement masculin (mâchoire plus large, pommettes et arcades sourcilières plus saillantes...). Par ailleurs, l'impression de masculinité semble se confondre avec celle de la bonne santé. De plus, les qualités attribuées aux différentes versions de ce visage indiquent une tendance, lorsque croît son aspect viril :

• à le trouver plus menaçant, versatile, manipulateur, égoïste, dominateur ;

• à le trouver moins serviable, coopératif, digne de confiance, bon père, fortuné, intelligent ;

• à relativiser, au-delà d'un seuil élevé de masculinité, les qualités habituellement associées à ce type : attirant, en bonne santé, protecteur...

© Groupe Eyrolles

Plus l'homme semble viril, plus il apparaît comme un géniteur idéal. Le hic, c'est que ce géniteur est aussi plus infidèle et agressif. Comment dénicher le père de famille idéal ? Là encore, les réponses varient.

C'est bien connu, la séduction est une compétition : les femmes vont déployer inconsciemment des stratégies complexes en fonction de leurs capacités. Si leur physique est ingrat, leur choix va se porter à court terme vers des visages très masculins, ceux du géniteur idéal[28]. À long terme, leur préférence ira à des figures très féminines, proches de l'image du bon père de famille. Mais il reste possible de concilier les deux par l'imagination : les femmes prêtent à leur partenaire d'autant plus de masculinité qu'elles montrent de préférence pour des faciès virils[29]. Faute, donc, de vivre avec James Bond, on pourra toujours *trouver* son partenaire « dominateur » ou « beau mec ».

Les belles femmes s'imaginent pouvoir résoudre le dilemme en fidélisant l'homme très viril, plus prisé et réputé plus volage. En période de grossesse, en revanche, les futures mères recherchent la stabilité et la sécurité. Elles seront plus attirées par des visages plus féminins[30].

Les préférences pour les voix obéissent au même schéma[31]. Sachant que les voix masculines ont une fréquence fondamentale plus basse et une moins grande dispersion des fréquences que les voix féminines, on a pu « masculiniser » ou « féminiser » artificiellement des voix d'hommes et de femmes. Les femmes jugent plus « dominatrice » une voix masculinisée, qu'elle soit d'homme ou de femme. Par ailleurs, leurs préférences se portent vers des voix d'hommes masculinisées, et vers des voix de femmes féminisées. Cette attirance pour un caractère de voix plus masculin qu'au naturel est encore accentué en période propice à la fécondation.

© Groupe Eyrolles

Certains jours elle a l'air perdue

Anxiété, phobies, dépression affectent beaucoup plus souvent les femmes que les hommes (environ deux fois plus souvent). Ainsi, dès l'âge de six ans, les filles ont deux fois plus de chances que les garçons de souffrir de troubles anxieux[32]. Par ailleurs, certains troubles de l'humeur sont spécifiquement féminins, tels que la dépression consécutive à l'accouchement, la dépression liée à la ménopause ou le syndrome prémenstruel. La relation entre ces troubles et les fluctuations hormonales est pourtant loin d'être évidente ; par exemple, les femmes ménopausées ou sur le point de l'être ne se portent pas mieux que les autres quand on leur administre des œstrogènes en plus de leurs antidépresseurs[33].

De même, dans le cas des troubles prémenstruels, une étude récente a montré qu'il n'existe pas de lien clair entre les sentiments de dépression ou d'anxiété et les concentrations en œstrogènes ou en progestérone dans le sang[34].

Sans doute le stéréotype de la « femme hystérique » a-t-il encore de beaux jours devant lui. Il est bien difficile toutefois de prouver que, *en général*, les femmes rencontrent ce type de problèmes. Tout au plus peut-on constater que, parmi un groupe de jeunes femmes en bonne santé, 90 % déclarent se sentir le plus déprimées en fin de cycle menstruel (10 % au milieu du cycle). Par ailleurs, leurs variations d'humeur ne sont pas calquées directement sur les douleurs ou le mal-être physiques qu'elles ressentent[35]. En fait, à en croire les conclusions d'une enquête récente, il n'est même pas certain qu'il y ait des troubles de l'humeur en fin de cycle[36]. De plus, les résultats diffèrent selon qu'un homme ou une femme mène l'enquête ; les déclarations faites à une femme semblent moins conditionnées par la vision stéréotypée des fluctuations d'humeur incessantes de la femme et de son caractère acariâtre en fin de cycle.

© Groupe Eyrolles

Certains jours elle se perd

Si votre compagne n'est pas perdue dans ses angoisses et dans de regretta-
bles procrastinations, il lui reste la possibilité de se perdre au sens propre :
dans la rue, en voyage, lors d'une visite… Son orientation spatiale dépend
de l'action de deux hormones : l'œstradiol (l'un des oestrogènes les plus
puissants) et la testostérone. Celles-ci agissent dans deux directions opposées. La testostérone a un effet puissant sur la capacité à se représenter
adéquatement la rotation de figures dans un espace à trois dimensions
tandis que l'œstradiol paraît inhiber cette capacité. C'est pourquoi les
femmes se repèrent mieux en fin de cycle (faible taux d'œstradiol) et moins
bien autour de la période de l'ovulation (taux élevé d'œstradiol)[37-38].

De fait, pour toutes les épreuves d'orientation spatiale*, les hommes
sont généralement plus performants que les femmes. Pour un échantillon féminin, les résultats varient en fonction du cycle menstruel, mais
ces différences hormonales sont souvent modestes et difficiles à mettre
en évidence – car lorsque les œstrogènes sont en plus faible quantité, ils
circulent toujours !

Certains jours elle ne retient rien

D'autres mécanismes sont sujets aux variations hormonales ; la mémoire
est l'un de ceux-ci. Dans une recherche[39], on lit aux participantes une
série de lettres et de nombres. Puis il leur est demandé de restituer ces
nombres, du plus petit au plus grand ; et ensuite les lettres, dans leur
ordre alphabétique. On constate que ces femmes obtiennent un meilleur

---

*   Imaginer la rotation d'un objet dans un espace à trois dimensions, deviner quelle
figure résulterait du pliage d'un objet, reconnaître séparément deux objets présentés
imbriqués, deviner ce que l'on apercevrait si l'on se trouvait en un autre endroit
d'une pièce, etc.

© Groupe Eyrolles

score de remémoration lorsqu'elles ont un niveau élevé d'œstrogènes (en milieu de cycle). Pour une épreuve de mémoire à court terme, chez des femmes ménopausées, on constate près de 40 % d'erreurs en plus chez celles qui ne bénéficient pas d'un traitement aux œstrogènes[40]. Cependant, l'effet des œstrogènes reste modeste voire imperceptible pour d'autres formes de mémoire. Si vous demandez à votre femme de se remémorer les titres des chansons qu'elle a le plus aimées durant les dix dernières années, elle aura sûrement une liste de même étendue du début à la fin du mois, avant ou après la ménopause (si vous voulez vous brouiller avec elle, demandez-lui plutôt la liste précise des préfectures et sous-préfectures françaises – en lui faisant croire que vous, vous les connaissez toutes).

Pourquoi on a inventé les forfaits téléphoniques illimités

Le taux d'œstrogènes présente aussi un impact sur ce que l'on nomme la « fluidité verbale » – c'est-à-dire sur la capacité à prononcer des mots rapidement et sans erreurs. On peut par exemple[41] demander à quelqu'un de :

- prononcer durant un laps de temps défini à l'avance le plus grand nombre possible de mots rimant avec un mot donné ;
- prononcer (générer) le plus de mots possibles commençant par une lettre donnée ;
- prononcer le plus de mots possibles qui soient des exemples d'une catégorie (par exemple : « animaux »).

Lors d'épreuves de ce type, un taux élevé d'œstradiol semble faciliter la fluidité verbale. On comprendra que, certains jours, il vaille mieux avoir opté pour un forfait téléphonique illimité. Car, fait aggravant, les moments où les femmes montrent une capacité d'élocution optimale

© Groupe Eyrolles

coïncident avec ceux où leurs mains sont les plus à même de composer avec dextérité, sur de toutes petites touches de téléphones portables, les numéros de leurs meilleures amies. La rapidité de mouvement et la dextérité (domaine où traditionnellement les femmes obtiennent de meilleurs scores que les hommes) sont en effet renforcées lors de ces mêmes pics d'œstrogènes[42] (en milieu de cycle).

Au total, les variations hormonales n'entraînent que peu d'altérations, ou d'améliorations avérées et réellement discernables, chez la femme. Certains des faits que nous avons mentionnés sont de magnitude trop faible pour laisser une trace visible dans l'enchevêtrement des faits de la vie quotidienne. Ainsi des attractions amoureuses, fugaces et secrètes. Les humeurs personnelles sont souvent, par pudeur, maintenues dans l'ombre, à moins qu'elles ne puissent rendre un service quelconque, à l'instar du fameux « mal de tête » – prétexte éculé et injustement moqué, puisque la diminution du taux d'œstrogènes (fin de cycle menstruel, période consécutive à un accouchement...) semble effectivement lié au déclenchement des migraines[43]. Certaines facultés, telles l'élocution et la dextérité manuelle, sont suffisamment développées pour n'être jamais prises en défaut, quelles que soient leurs variations. Quant aux capacités d'orientation spatiale, où l'on observe les variations les plus fortes, elles resteront difficiles à quantifier dans la vie courante. Personne, semble-t-il, n'a su encore expliquer réellement ces variations, même si les tenants de la théorie évolutionniste avancent quelques pistes de réflexion. La préférence pour un partenaire « génétiquement irréprochable » au moment où la fécondation est possible laisse augurer de meilleures chances de survie de l'enfant ; l'orientation vers les autres par la parole faciliterait l'insertion sociale de la mère et accroîtrait donc aussi les chances de survie de l'enfant. De même, les moindres capacités d'orientation spatiale des femmes feraient office d'avertissement : la survie de l'enfant est (était, en des temps ancestraux...) mise en danger lorsque la future mère part imprudemment à l'aventure.

© Groupe Eyrolles

Les amours du Soleil et de la Lune

Yannick et Julia vivent ensemble depuis cinq ans. Julia attend un enfant. Voici la théorie du mariage selon Yannick : « Je me marierai quand on aura supprimé le divorce. Je ne vais pas épouser une femme qui pourrait vouloir divorcer trois mois après. Il suffit qu'un jour où elle a un pic d'œstrogènes elle rencontre un homme à la voix grave, au regard "envoûtant" et à la mâchoire carrée ; ou bien un freluquet branché et efféminé. Il suffit qu'elle se sente désemparée ce jour-là et que l'immonde séducteur sache en profiter. Ensuite, si j'ai vent de l'affaire et que j'essaye de savoir si mon honneur a eu à en souffrir, je serai inéluctablement mis en accusation. Je me verrai reprocher mon attitude scandaleuse envers ma belle-mère le 14 février à 18 h 45, et ce jour de décembre – c'était le deuxième jeudi du mois – où elle avait tellement besoin d'être soutenue et où je n'ai même pas essayé de la comprendre ; et la fois où elle a changé de coiffure sans que je m'aperçoive de rien, etc. Ensuite, elle me comparera à « l'autre », aussi sûrement paré de toutes les perfections que le mari (moi) incarnera toute la médiocrité du monde. Elle conclura que ce qu'elle ressent pour ce gnome – le bellâtre pathétique –, elle ne l'a jamais ressenti pour aucun autre. Et donc, que cela doit être ça, le vrai amour. Et puisqu'à notre époque l'amour est souverain, il lui faudra d'urgence divorcer.

Les anciens alchimistes comparaient le principe masculin au Soleil et le principe féminin à la Lune ; ce qui pouvait *éventuellement* coïncider avec l'homme et la femme. En fait, il s'agit surtout des deux principes que porte en lui chaque être humain. La Lune, ce sont les émotions, les sentiments, l'humeur, toujours variables, alternativement positifs et négatifs, croissants et décroissants. On commence à aimer, on aime passionnément, on se lasse, on aime moins, on n'aime plus... puis tout recommence.

Moi, mon amour est comme le Soleil, il ne varie pas. Il n'a pas de caprices, pas de sautes d'humeur. Il est là, toujours.

La femme était enfermée dans le mariage comme un bel oiseau dans une cage dorée. Aujourd'hui elle est libre. Ma femme sera près de moi chaque jour si elle le *veut*, et non par force ou par respect des convenances.

© Groupe Eyrolles

Deux personnes qui s'aiment à la façon de la Lune, ce sont d'incessantes et épuisantes combinaisons d'envies passagères, de passions éphémères, d'incertitudes, de déceptions et d'amertumes. Et beaucoup de gens s'y sentent à l'aise.

Moi, mon amour ne ternit pas, ne fait pas de vagues, ne cherche pas à se montrer persuasif – il sait que l'on reviendra vers lui après l'avoir comparé à tout le reste. Moi, si je donne rendez-vous à celle que j'aime, je serai à ce rendez-vous, à moins que je ne sois mort... »

Julia pense que Yannick surestime passablement la tendance des femmes à se laisser emporter contre leur gré par leurs sentiments. Mais elle garde le silence sur ce point parce que, somme toute, il vaut mieux que les hommes continuent à le croire. Cela permettra toujours d'attribuer à la *nature féminine* (plutôt qu'à l'intéressée) quelques sautes d'humeur plutôt brutales et autres règlements de compte personnels. Par exemple, celle qui agresse le malheureux qui a manifesté quelque attachement à sa *meilleure amie* plutôt qu'à elle sera soupçonnée de manquer à la fois d'œstrogènes et de progestérone. C'est toujours préférable au soupçon plus cruel d'être simplement odieuse et mal éduquée.

Cela étant, la théorie de la « Lune-qui-doit-tourner-autour-du-Soleil-et-non-l'inverse » a du bon. Julia se rend compte que ce qu'elle appréciait il y a quelques années chez un homme n'est plus ce qu'elle apprécie aujourd'hui. On se lasse des amours tapageuses, des apollons écervelés, du « grand amour » à renouveler impérativement tous les deux mois.

Mais pour une femme, c'est tout de même difficile d'admettre que l'homme de sa vie ne veuille pas l'accaparer, l'emprisonner, au moins un tout petit peu... L'amour de deux êtres libres à chaque instant, c'est encore un peu trop révolutionnaire.

© Groupe Eyrolles

Taux
d'hormones

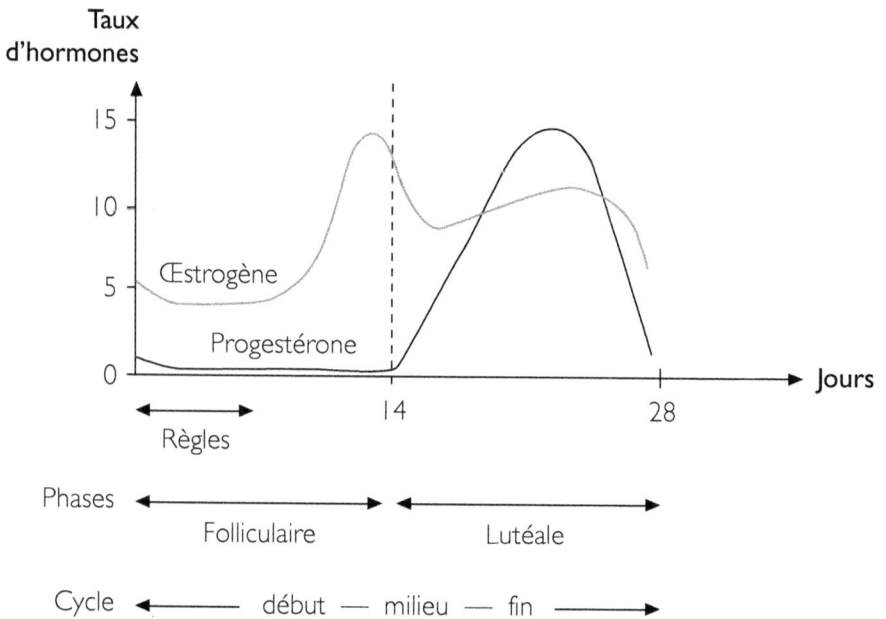

© Groupe Eyrolles

Résumé

Le lecteur l'aura compris : les variations de l'humeur des femmes n'ont pu être clairement rattachées, pour l'instant, à leur nature biologique. En revanche, au cours de leur cycle, leurs préférences et leurs performances fluctuent.

Le milieu de cycle, c'est-à-dire la phase d'ovulation, est une période cruciale pour elles où (plus ou moins simultanément) : elles ressentent plus de désir physique envers des faciès ou des voix virils ; elles ont une meilleure mémoire à court terme ; plus de dextérité, une meilleure fluidité verbale ; mais aussi, une aptitude à se repérer dans l'espace qui se trouve à son plus bas niveau.

Si votre femme ne retrouve pas l'endroit où elle a garé sa voiture et s'apprête à porter plainte pour vol ; si elle manie son portable avec dextérité, parle plus vite et plus longtemps que d'habitude ; si elle se souvient au mot près de ce que vous lui avez dit trois jours avant ; si elle vous trouve moche et remplace votre photo par celle d'un Apollon du IVᵉ siècle avant J.-C. ; si tous ces signes sont réunis, vous devez prendre *maintenant* les mesures qui seront de nature à vous éviter, dans neuf mois, d'avoir à vous assurer que l'enfant mis au monde par votre femme possède un code génétique semblable au vôtre. Faites-la suivre par un détective (mais cela n'empêchera pas l'irréparable d'être commis). Dites-lui que sa présence vous est indispensable à votre bureau (retour de passion). Contrariez-la systématiquement si elle évoque une sortie au cinéma (vous avez lu les critiques, en ce moment tous les films sont nuls) ou une visite chez une amie (vous avez entendu dire du mal d'elle par des gens très bien informés et qui, en général, ne médisent de personne). En bref, méfiez-vous de tout le monde et protégez votre femme d'elle-même jusqu'à ce qu'elle redevienne la personne équilibrée et pleine de bon sens que vous connaissiez. Vous saurez que c'est arrivé lorsqu'elle vous trouvera à nouveau beau et désirable.

Ainsi va la vie : les femmes elles-mêmes se décrivent comme fantasques, compliquées, anxieuses, et comptent bien avoir près d'elles quelqu'un de compréhensif, de patient, de rassurant. Les femmes charment les hommes justement parce qu'elles sont changeantes, imprévisibles, inattendues dans leurs réactions. Sans cesse en mouvement, incompréhensibles, elles aident les hommes à sortir de leur triste rationalité.

© Groupe Eyrolles

Débuts de carrière prometteurs

3

Votre épouse va bientôt mettre au monde un enfant, dont vous connaissez déjà le sexe. Ne perdez pas une minute si vous voulez être sûr de bien le conditionner. S'il s'agit d'une fille, repeignez tout en rose, utilisez des motifs floraux, commencez à lui acheter ses premières poupées ultra-minces. Par les objets que vous disposerez dans ce qui sera sa chambre, suggérez la douceur, la délicatesse, la sensibilité, l'intimité (quelques photos de proches peuvent convenir). S'il s'agit d'un garçon, repeignez en bleu, achetez-lui des jouets de type garage automobile, avion superso-nique, revolver. Un ou des super-héros (par exemple, Superman, Spider-man – évitez Shrek, pas assez musclé et trop gentil) doivent également apparaître. Vous devez suggérer la force, l'autorité, l'esprit de décision.

Suivez ces instructions à la lettre. Faute de quoi, si à l'âge de 16 ans votre fille a déjà pris la décision irrévocable de devenir camionneur, votre fils, d'être danseur, vous saurez à qui en incombe la responsabilité.

© Groupe Eyrolles

Les pressions à la conformité commencent ainsi dès avant la naissance, à la fois par le choix de jouets ou d'une décoration, mais aussi par les projections que font les parents sur ce que sera « plus tard » leur enfant[44]. Après la naissance, ces pressions vont en s'amenuisant avec l'âge, comme si elles devenaient moins nécessaires à mesure que la norme a été intériorisée. C'est l'enfant, puis l'adolescent, qui se substitue aux adultes et à ses pairs pour maintenir la conformité envers ce qu'un homme ou une femme « doit » être. Mais, dès la naissance, les adultes imposent leur loi, projettent leurs croyances et leurs espérances, qui ne sont pas identiques pour les garçons et pour les filles.

Un schéma classique (dit du « bébé X ») consiste à prouver que les adultes, ou d'autres enfants, ne se comportent pas de la même façon envers un garçon ou une fille, en faisant croire qu'un bébé est un garçon ou une fille, selon les cas. Dans l'une de ces expériences[45], les participants visionnent une séquence vidéo d'une dizaine de minutes où apparaît un bébé de neuf mois à qui l'on présente successivement : un nounours, un diable à ressort qui sort d'une boîte, une poupée et une sonnette. Chaque objet est présenté cinq fois à l'enfant. Les participants (jeunes adultes) doivent évaluer le type d'émotions ressenties par le bébé, et leur degré d'intensité. Par ailleurs, l'enfant est présenté comme un garçon qui se nomme David, ou bien comme une fille qui se nomme Dana. Les résultats indiquent que le bébé est décrit comme éprouvant plus de plaisir et moins de peur lorsque l'on croit que c'est un garçon. Le cas le plus net est celui de ses réactions face à l'inquiétant diable à ressort : ses réactions ambiguës, mais globalement perçues comme négatives, sont assimilées à de la colère quand on croit qu'il s'appelle David ; à de la peur quand on croit qu'il se nomme Dana...

Il est difficile d'imaginer que ce genre de conditionnement, répété des milliers de fois, ne laisse pas une trace profonde sur l'enfant, ainsi amené par tous, inconsciemment, à devenir ce que tout le monde croit qu'il est déjà, et qu'il *doit* être.

© Groupe Eyrolles

Où les filles commencent à regarder à qui elles ont affaire

Dans une expérience récente[46], on plaçait un observateur tout près d'un nouveau-né (13 à 112 heures après la naissance), avec mission de le fixer du regard sans discontinuer, durant trois minutes, après lui avoir dit quelques mots. L'observateur, homme ou femme, ignore, par ailleurs, le sexe de l'enfant, qui porte un vêtement blanc « unisexe » appartenant à l'hôpital. En moyenne, quelques heures ou quelques dizaines d'heures après la naissance, garçons et filles ne diffèrent pas significativement quant à la durée de leur regard envers un inconnu. Pourtant, lorsque l'expérience est réitérée trois à cinq mois après la naissance, quelque chose a changé : les filles regardent environ quatre fois plus longtemps leur visiteur. Pour les garçons, au contraire, rien n'a évolué. On observe donc dès l'âge de quatre mois une différence sexuelle qui se maintiendra pendant toute la vie : filles et femmes regardent plus souvent et plus longtemps les gens qui les entourent, et particulièrement les autres femmes.

Prohibition des poupées pour les garçons

Huit enfants âgés de quatre et cinq ans ont été suivis pendant plusieurs mois, durant leurs jeux, pour vérifier si les stéréotypes sociaux peuvent être mis à mal[47]. De fait, les jouets étaient répartis ainsi : fer et planche à repasser, poussette, ustensiles de cuisine, poupée… Hélicoptère, ambulance, camion de pompiers, blocs de construction… (Le lecteur ne s'épuisera pas à deviner quels jouets sont présumés plaire à qui…) Puis, on a raconté aux enfants des histoires qui prenaient le contre-pied des stéréotypes. Tel petit garçon trouve une poupée, son père l'encourage à la nettoyer et à la ramener à la maison ; plus tard, son maître d'école l'encourage également, et ses camarades de jeux veulent tous la lui emprunter… de même pour une petite fille encouragée par les femmes

© Groupe Eyrolles

et les filles autour d'elle à jouer avec un avion miniature, au lieu de jouer à la poupée comme toute petite fille qui se respecte. En fait, les résultats diffèrent entre garçons et filles. Les garçons à qui l'on a fait valoir qu'il leur serait possible de jouer à la poupée tout en étant approuvés par les représentants de leur sexe ne changent absolument rien à leurs habitudes. Ils peuvent, de manière très ponctuelle, « essayer » un jouet féminin, mais cela reste sans suite. À l'inverse, les filles peuvent se laisser influencer : elles seront plus enclines à étendre leur champ d'action aux jouets masculins et, pour deux d'entre elles, de façon très nette. Cette recherche en confirme d'autres, qui avaient déjà montré que la norme est plus stricte pour les garçons que pour les filles :

- les garçons sont traités plus durement que les filles – à la fois par leurs camarades et par les adultes – lorsqu'ils transgressent les comportements sexuels attendus ;

- les activités féminines ont un statut et une valeur inférieurs aux activités masculines, aux yeux des enfants comme des adultes, ce qui ne peut qu'inciter les garçons à s'en tenir éloignés ; les filles, de ce point de vue, ont au contraire tout intérêt à s'« approprier » des tâches typiquement masculines ;

- les garçons ont une mauvaise connaissance des activités féminines, alors que les filles ont une bonne connaissance des activités masculines. Les garçons se montreront donc d'autant plus hésitants à investir des domaines dans lesquels ils se sentiront maladroits. Même lorsque l'un des garçons de cette étude joue avec la planche à repasser – ce que l'on peut, au vu de ce qui précède, considérer comme un acte courageux –, les chercheurs s'aperçoivent vite qu'il s'en sert comme d'une piste d'atterrissage pour on ne sait quel engin à la technologie sophistiquée…

Rien n'est changé, au fond, à l'âge adulte : car si les hommes rechignent toujours à récurer la cuisinière, les femmes acceptent de devenir astronautes ou ministres.

© Groupe Eyrolles

Ces choix ludiques qui pourtant engagent l'avenir s'observent dès l'âge de neuf mois. Car dès cet âge les enfants s'orientent plutôt vers des jouets qui correspondent de manière stéréotypée à ce qui « convient » aux enfants de leur sexe[48]. Alors même qu'ils sont loin de se reconnaître eux-mêmes dans un miroir ou sur une photographie, donc de se reconnaître comme garçons ou filles. Peut-être reconnaissent-ils les jouets qu'on leur donne habituellement, ou ceux que leurs parents les encouragent à utiliser. Ces choix, finalement, ne sont pas innocents ; ils engagent l'identité personnelle de l'enfant, à l'instar de la fameuse poupée Barbie. Où l'on s'aperçoit que nos comportements sexués nous sont autant inculqués, suggérés, qu'ils ne dérivent de notre nature biologique.

Poupées anorexiques

La poupée Barbie amène les petites filles à ressentir de la culpabilité vis-à-vis de leur corps, jamais assez mince. C'est ce qu'a montré une expérience où l'on raconte une histoire à des filles âgées de cinq à huit ans pendant qu'elles consultent un livret contenant les images correspondantes : à savoir, ou bien des images de Barbie, ou bien des images d'une poupée non anorexique, ou bien aucune image de poupée[49]. Interrogées juste après, les petites filles « exposées » à la poupée Barbie se déclarent plus insatisfaites de leur corps, et ont un plus grand désir que les autres de mincir. Après sept ans, l'effet s'atténue, ce qui peut indiquer que la norme de minceur a été intériorisée, ou bien que le modèle de la poupée est dépassé au profit de modèles véhiculés par la mode, la chanson...

Premiers pas des bébés stéréotypes

Il est un âge où les croyances des enfants ne sont pas tout à fait les stéréotypes des adultes. Dans l'esprit d'enfants âgés de cinq à onze ans[50], les filles sont censées être plus sociables (rendre service, consoler...) et avoir

© Groupe Eyrolles

une meilleure prononciation. Les garçons, de leur côté, sont supposés être plus agressifs. Cependant, le stéréotype des garçons « bons en maths » n'apparaît pas encore : les garçons pensent que les garçons sont bons en maths, et les filles croient que ce sont les filles.

Ces croyances sont aussi en évolution, puisque les enfants les plus jeunes surestiment, par rapport aux autres, leurs « vertus » : ils s'imaginent, en tant que groupe, plus bienveillants et moins agressifs. Les conceptions s'affinent ainsi, pour partie en accord avec une réalité vécue, pour partie en intégrant les stéréotypes aimablement mis à disposition par les adultes.

Brutalité contre perfidie

D'après les déclarations des pères comme des mères, les garçons sont plus enclins que les filles aux comportements agressifs, et ce, dès l'âge de 24 mois[51]. D'une part, la tendance à l'agression pourrait provenir d'une difficulté à faire comprendre ses besoins et ses souffrances ; or, ce sont les filles qui bénéficient des meilleures aptitudes verbales. D'autre part, il est possible que les parents interprètent plus facilement comme agressifs les comportements des garçons. Malgré tout, de nombreuses recherches convergent pour constater le goût des garçons pour les coups, le rudoiement ou le jet de projectiles. Enfin, il est possible que les enfants eux-mêmes croient qu'un garçon normal ne rechigne pas à obtenir par la force ce qu'il désire, et se sentent donc autorisés, voire encouragés, à agir ainsi.

C'est ce qu'a confirmé une étude portant sur des enfants âgés de trois à cinq ans, et de sept à huit ans[52]. Il est apparu en effet que si l'on raconte à un enfant une histoire qui ne cadre pas avec cette représentation, celle-ci sera déformée dans sa mémoire. Si, par exemple, un garçon s'est rendu coupable d'une agression verbale, et non pas physique, l'enfant qui restitue l'histoire explique soit qu'elle s'est accompagnée de coups, soit

© Groupe Eyrolles

qu'une fille en était l'auteur. À l'âge de sept-huit ans, les enfants savent déjà éviter les erreurs grossières de restitution d'information.

Si l'agression physique apparaît comme une prérogative masculine, les filles, de leur côté, sont perçues comme les championnes de l'agression verbale et relationnelle : par exemple, « Tu ne peux pas être mon ami », « Je le dirai à la maîtresse »… La menace que font planer les filles sur leurs petits camarades est en fait celle d'une *exclusion sociale* ou, plus précisément, d'une *exclusion des relations sociales*. Elles menacent de ce qui est le plus grave à leurs yeux, la privation de liens personnalisés avec autrui. Leur tendance consiste à fractionner leur groupe d'appartenance dans la recherche de paires plus intimes, plus personnalisées[53]. Les garçons, au contraire, demandent et proposent à chacun des autres enfants informations ou aide. Ils s'adressent au groupe dans sa totalité et profitent ainsi de son efficacité. Les filles ont un comportement plus dynamique dans le contexte de relations « privilégiées » et individualisées.

Des chercheurs ont récemment suggéré que la tendance masculine à s'orienter vers les groupes s'observe dès l'âge de sept mois[54]. Les garçons, plus que les filles, ont l'attention attirée par les images de groupes de petits personnages identiques (peluches de tigres ou de chats), plutôt que par un personnage isolé. Plus tard, les hommes apprécieront plus que les femmes de s'investir dans des structures sociales complexes et hiérarchisées.

Pionnières et hommes perdus

Chez des enfants d'une dizaine d'années, l'image des hommes et des femmes est déjà assez précise pour aboutir à une règle simple : les hommes sont plus importants socialement que les femmes. À cette règle s'en ajoute une autre : il n'est pas permis à un homme de déroger à son statut élevé.

© Groupe Eyrolles

Sexisme (au) primaire

À l'appui du premier versant de cette « règle », une expérience au cours de laquelle on demande à des enfants âgés de six à huit ans, et de onze et douze ans, d'estimer l'importance de diverses professions[55]. On a sélectionné des professions « typiquement » occupées par des hommes (banquier, plombier, mécanicien, etc.), par des femmes (mannequin, secrétaire, infirmière, etc.), ou neutres, voire inconnues, même de beaucoup d'adultes. Par exemple, « nez » (créateur de parfums). Pour ces métiers nouveaux et inconnus, on explique brièvement aux enfants en quoi consiste cette activité. On leur montre, de plus, quatre dessins représentant soit des hommes, soit des femmes en train de l'exercer.

On constate tout d'abord que les enfants prêtent plus d'importance aux professions exercées par les hommes. Mais cela n'apporte que peu d'information car, dans la réalité, les hommes exercent souvent des métiers plus prestigieux et mieux rémunérés que les femmes. Même la liste proposée aux enfants comportait cette différence : on citait, par exemple, le dentiste comme occupation masculine, et l'assistant dentaire comme profession féminine. La différence de statut est donc évidente. Ce qui est plus intéressant, c'est que les enfants, pour la même profession nouvelle et neutre sexuellement, la jugent plus importante lorsqu'on leur montre que c'est un homme qui l'exerce plutôt qu'une femme. C'est bien ici la preuve que ces enfants mettent en œuvre un système de valeurs dans lequel l'activité masculine en général est valorisée. Si un homme exerce une profession, celle-ci s'en trouve comme « anoblie » : elle est jugée prestigieuse et rémunératrice…

Hommes féminines et femmes masculins

Quant à l'autre versant de la loi évoquée plus haut – il n'est pas permis à un homme de déroger à son statut élevé – on a pu le mettre en évidence auprès d'enfants de 10 et 11 ans. On les a confrontés à une transgression des stéréotypes[56], par exemple : un homme qui fait la cuisine, une femme qui met de l'antigel dans sa voiture (faible transgression), ou bien un

© Groupe Eyrolles

homme qui fait de la couture et une femme qui joue au football américain (transgression forte).

Les résultats obtenus montrent que :

- les enfants interrogés comprennent très bien les implications de la transgression de départ. D'un homme qui fait de la couture, ils pensent peu probable qu'il change l'huile de sa voiture. D'une femme qui joue au football américain, ils pensent qu'elle ne va pas pleurer en assistant à un film triste ;

- ces enfants (garçons et filles confondus) confortent leurs préjugés lorsqu'ils sont confrontés à pareille transgression des stéréotypes. Ils ont beau se trouver face à un homme qui n'est plus vraiment un homme, ils sont d'autant plus sûrs que tout autre homme doit savoir changer l'huile de sa voiture. Cela permet de maintenir intact le stéréotype décrivant les prérogatives masculines. Un déviant ne remet pas en cause le stéréotype, parce que ce n'est qu'un cas isolé, et que dans tous les autres cas le stéréotype reste vrai ;

- l'équivalent ne s'observe pas pour le stéréotype féminin. Celui-ci est plus flexible et n'exige pas de compensation à la « rupture du contrat ». Si une femme n'est pas féminine, c'est que cette femme est une pionnière qui, en quelque sorte, annexe des possibilités nouvelles d'action en faveur des femmes. De nouvelles façons d'être sont envisagées pour elles, sans que cela oblige à imaginer toutes les femmes qui ne sont pas des « pionnières » à se montrer ultra-féminines et ultra-classiques.

On voit finalement que, dès l'âge de dix ans, le stéréotype masculin est vécu comme plus strict dans son application. Pas question d'y déroger sous peine de ne plus être un homme. Les femmes au contraire s'octroient la liberté de tenter et, le cas échéant, d'annexer une partie des territoires classiquement perçus comme masculins, avec le bénéfice du statut et du prestige qui leur sont intimement liés.

© Groupe Eyrolles

Discrètes discriminations

Quoi qu'ils en disent, ne les croyez pas... Les parents ne traitent pas vraiment leurs garçons et leurs filles de la même manière. Une synthèse de 172 recherches scientifiques[57] a permis d'établir que les pères comme les mères encouragent des activités très typées sexuellement : un garçon sera par exemple encouragé à jouer avec divers engins terrestres ou spatiaux, à incarner un aventurier ou un guerrier, tandis qu'on trouvera normal qu'une fille joue à la poupée ou au « papa et à la maman ». Les pères changent davantage d'attentes et de comportement que les mères selon qu'ils s'adressent à un garçon ou à une fille. Et les garçons tendent à subir davantage de punitions physiques.

Deux autres études[58-59] portant sur l'observation d'interactions entre des parents et leurs enfants (de la naissance à l'adolescence) ont montré que :

• les mères parlent davantage que les pères à leurs enfants ;

• elles usent plus souvent d'un discours « socio-émotionnel » – soutien affectif ou reproches ;

• pères et mères discutent plus d'événements tristes avec les filles, qui par elles-mêmes ne privilégient pas plus ce type de récit que le registre de la mélancolie en général. On apprendrait ainsi aux filles à ruminer des sentiments de tristesse, avec le risque que cela comporte en matière d'épisodes dépressifs ultérieurs ;

• les pères utilisent plus souvent un discours « instrumental » – directives, informations, questions ;

• au total, les mères font plus de commentaires négatifs que les pères, surtout lorsque l'enfant est jeune. Très jeune, c'est surtout sa mère qui veille sur lui et se chargera donc de lui signaler tout ce qui ne va pas ;

• les mères tendent à parler plus à leurs filles qu'à leurs fils, à leur prodiguer plus de soutien par ce biais ;

© Groupe Eyrolles

- auprès d'enfants déjà scolarisés, les mères se montrent plus directives envers les filles qu'envers les garçons, comme si elles voulaient conférer plus d'autonomie à ces derniers ;
- les conversations entre parents et filles, ou parents et fils, n'ont pas la même tonalité. Et en l'occurrence, c'est un registre plus émotionnel qui est employé avec les filles.

Personne n'est responsable

Laura (cinq ans) collectionne les poupées Barbie et les petits poneys de toutes les couleurs. Elle coiffe avec soin les cheveux des premières et la crinière des seconds. Bien exercée, elle projette alors ses talents de coiffeuse vers les adultes présents. Même s'ils n'ont rien demandé, ceux-ci se font méthodiquement décoiffer et recoiffer. Et quel que soit le résultat, il faut garder son sérieux et exprimer sa reconnaissance afin de ne pas briser une vocation naissante.

Pendant ce temps, son petit frère Matthieu (trois ans) joue au foot.

Personne n'a demandé à Laura de ne jamais donner un coup de pied dans un ballon, mais elle ne s'y risque pas. Personne ne lui a suggéré de se lancer dans une carrière précoce d'esthéticienne-coiffeuse-manucure-modiste mais, outre le soin qu'elle apporte à une coiffure irréprochable de ses proches, elle examine attentivement la longueur des ongles des dames ainsi que leur tenue vestimentaire. Elle-même adore se déguiser, se drapant artistiquement dans tous les châles, écharpes, foulards se trouvant à portée de ses mains. Elle aime aussi se parer de petits bijoux, bagues, médailles...

Laura connaît par cœur tous les contes de fées disponibles. À la télévision elle regarde *Heidi*, alors que Matthieu ne tolère pas d'autre série que *Cars*, où des voitures bien ou mal intentionnées font la course inlassablement.

Matthieu est fier d'exhiber ses petites voitures, motos, camions de pompier, tracteurs, avions de chasse supersoniques et autres Spiderman. Personne ne lui a demandé d'exiger de ses parents l'achat du petit arc à flèches-ventouses

© Groupe Eyrolles

43

avec lequel il les persécute dorénavant, mais il semble se complaire dans cette possible reviviscence des activités guerrières de l'homme du néolithique.

Personne n'est responsable des mini-accès d'autoritarisme de Matthieu qui apparaît convaincu qu'il est de son devoir d'imposer ses vues à tous et de ne jamais tolérer la contradiction. Laura adopte des méthodes plus subtiles pour parvenir à ses fins. Par exemple, ramenée de l'école en voiture par sa grand-mère, elle lui suggérera : « Je me demande s'il n'y avait pas des bonbons, là, la dernière fois (en pointant son doigt vers la boîte à gants). » Pas d'ordre, même pas de demande explicite, Laura pratique l'influence indirecte alors même que personne ne lui a appris que le procédé est caractéristique des femmes en général.

Laura a commencé à parler plus tôt que Matthieu, et personne ne lui a expliqué que les femmes *en général* manifestent davantage de fluidité verbale que les hommes.

Laura, contrairement à Matthieu, est incapable de jouer toute seule ; il lui faut sans cesse être entourée, avoir quelqu'un avec qui parler. Elle ignore pourtant que les femmes, comparées aux hommes, ont en moyenne une définition d'elles-mêmes plus *interdépendante* qu'*indépendante*.

Laura fait souvent des cauchemars – Matthieu, jamais. Comme beaucoup d'autres petites filles, elle est plus anxieuse que la moyenne des garçons.

Personne ne conditionne délibérément Laura et Matthieu à adopter les comportements typiques des hommes et des femmes, mais dès leurs premières années ils ont clairement identifié l'existence de deux catégories sexuées – du reste non limitées aux humains. Ainsi, Laura qualifie avec justesse la chienne Orya, qu'elle voit le dimanche, de *fille-chien*.

© Groupe Eyrolles

Résumé

Personne n'est responsable, mais chacun participe à la transmission des stéréotypes de genre, ou à ce que Bourdieu nomme *violence symbolique* : « [...] lorsque les contraintes externes s'abolissent et que les libertés formelles – droit de vote, droit à l'éducation, accès à toutes les professions, y compris politiques – sont acquises, l'auto-exclusion et la "vocation" (qui "agit" de manière négative autant que positive) viennent prendre le relais de l'exclusion expresse »[60].

Garçons et filles devront un jour apprendre à dépasser la violence symbolique, en comprenant que les rôles qui leur étaient assignés (et qu'ils ont intériorisés) étaient ceux qui convenaient socialement, ceux qui ne remettaient pas en cause l'ordre « naturel » des choses. Là où les hommes sont dominateurs et férus de sports mécaniques, les femmes sont occupées à aimer et spécialisées dans les cosmétiques.

Le lecteur l'aura compris : les parents se mentent à eux-mêmes lorsqu'ils se persuadent qu'ils traitent de façon semblable leurs garçons et leurs filles. Ils les submergent au contraire d'attentes différenciées. Bien vite, les enfants découvrent que le genre humain comprend deux sous-groupes. Pour les garçons comme pour les filles, il est des jouets « interdits » et des solidarités obligées avec ceux ou celles de leur sexe. Les enfants devinent déjà les inégalités de statut entre hommes et femmes. Et si les petites filles semblent prêtes à s'investir dans des domaines autrefois réservés aux hommes, les garçons prennent bien garde à ne pas déroger à leur « rang » ; leurs parents, du reste, y veilleront particulièrement.

Ainsi va la vie : garçons et filles se persuadent que *les autres* sont infréquentables, tout en rêvant de *l'autre* dont la fréquentation assidue leur procurera bonheur et prestige. Ils dénigrent officiellement le groupe rival pour mieux courtiser ou se laisser courtiser par l'un de ses membres. Et sous le regard tantôt goguenard, tantôt jaloux de leurs pairs, mini-amourettes pour pré-adolescents, histoires « sérieuses » et manipulations amoureuses déroulent leur trame. Il faut bien, coûte que coûte, apprendre à connaître *les autres*.

© Groupe Eyrolles

45

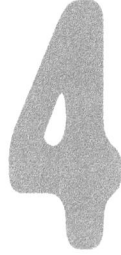

Les hommes sont dominants mais les femmes sont mystérieuses

4

Parmi les idées toutes faites figure celle des femmes qui manifestent des émotions changeantes, sourient souvent mais pleurent parfois, sont bouleversées par des événements dont l'importance apparaît toute relative aux yeux des hommes. Ainsi, un examen *peut-être* raté se transforme-t-il en échec certain des études, c'est-à-dire de sa vie entière... Sans parler du drame constitué par la perte du canari et autres animaux domestiques. Les hommes seraient plus impassibles, moins sensibles, moins expressifs. Les quelques différences *réelles* de comportement non verbal des uns et des autres semblent compatibles avec cette logique. Mais le plus frappant est que, *à conduite identique, hommes et femmes sont inéluctablement perçus comme différents*. Une expérience amusante consiste à « masculiniser » ou « féminiser » un visage sur ordinateur.

© Groupe Eyrolles

Il suffit pour cela de jouer sur la dimension des yeux, le caractère plus ou moins accentué des sourcils, du nez, etc. Le cas le plus intéressant est alors celui du visage « androgyne » que l'on présentera à certains comme étant celui d'un homme, tandis qu'à d'autres on affirmera qu'il s'agit d'une femme. On interroge alors les uns et les autres sur les qualités de cet « homme » ou de cette « femme » (le visage est *identique* dans les deux cas), d'après sa physionomie. Les participants estiment qu'il s'agit de quelqu'un d'« attractif » lorsqu'ils croient qu'il s'agit d'une femme ; de « dominant » s'ils pensent avoir affaire à un homme[61]. De plus, le sourire est plus souvent perçu comme « faux » si c'est celui d'une femme, et comme un sourire « de flirt » dans le cas d'un homme. Autrement dit, l'homme étant réputé sourire moins souvent que la femme, s'il le fait, c'est qu'il a pour cela une très bonne raison : il veut séduire quelqu'un. Quant à la femme, le fait qu'elle sourit très souvent par convenance ôte beaucoup de sa signification à ce comportement ; on ne sait plus si elle est vraiment satisfaite de quelque chose ou si elle s'abrite derrière un masque.

Dans un autre domaine, des étudiants interprètent un comportement de grande familiarité, de la part d'une enseignante, comme le signe d'une attention bienveillante qui leur est portée ; mais s'il s'agit d'un homme, ce même comportement sera plutôt interprété comme témoignant d'une volonté de contrôle. Et pourra le cas échéant être considéré comme blessant, voire, si les circonstances s'y prêtent, comme l'amorce d'un harcèlement sexuel[62].

Quoi que l'on fasse, hommes et femmes diffèrent dans le regard qu'on leur porte, dans les présupposés qui s'attachent à eux, tels ceux de Paul Gauguin qui orna sa maison des Marquises de panneaux de bois sculpté arborant les devises : « Soyez mystérieuses », « Soyez amoureuses et vous serez heureuses. »

© Groupe Eyrolles

Hommes verticaux, femmes horizontales ?

Les relations humaines peuvent être envisagées selon une dimension « horizontale » – proximité affective et soutien émotionnel – et selon une dimension « verticale », qui est celle des rapports de pouvoir, de domination, de hiérarchie et de statut. Une synthèse des recherches portant sur le lien entre communication et verticalité[63] a permis d'établir que :

- les gens s'attendent à ce qu'une personne dominante ou d'un rang élevé sourie moins que les autres, regarde davantage son interlocuteur, dont elle se tient à faible distance et qu'elle touche parfois (main sur le bras ou l'épaule…), ne touche pas son propre corps (gestes de réassurance), n'ait pas une posture fermée (bras croisés…), ait un visage expressif, une voix grave et forte, des variations d'intonation, une élocution rapide, n'effectue pas de pauses ou d'interruptions dans le discours, mais interrompe souvent les autres, etc. ;

- dans la réalité, les personnes dominatrices ou bénéficiant d'un statut élevé semblent effectivement présenter moins de gestes de fermeture, chercher la proximité de leur interlocuteur, réussissent plus souvent que les autres à interrompre le discours d'autrui ; elles parlent plutôt d'une voix forte, mais surtout dans les classes populaires. L'expressivité du visage paraît liée à la domination, mais aussi la capacité à transmettre adéquatement et non verbalement une émotion.

Les auteurs constatent que les croyances sont bien plus prégnantes que les différences réelles. Ils mettent à mal l'idée selon laquelle les différences de genre fonctionneraient comme des différences de statut. En effet, d'après cette optique[64], l'attitude et la posture féminines devraient coïncider avec celles d'une dominée envers un dominant : d'où l'idée que la femme se devrait d'être souriante, de ne pas interrompre son interlocuteur, de ne pas le regarder dans les yeux, etc. Or, un certain nombre de résultats indiquent que les femmes possèdent des caractéristiques qui se trouvent être associées à la domination : l'expressivité faciale, la capacité de transmettre

© Groupe Eyrolles

non verbalement un message ou d'en décoder un, le fait de se tenir proche de son interlocuteur. Inversement, dans divers domaines où hommes et femmes diffèrent, cela n'a rien à voir avec les notions de domination ou de statut : pour le sourire, la quantité de regards, le fait de toucher les autres, de faire beaucoup de gestes, la relaxation du corps, l'orientation directe vers un interlocuteur, les erreurs d'élocution, l'acquiescement, les pauses... Pour ne prendre qu'un exemple simple, celui du sourire, il est possible d'imaginer que la femme, en moyenne plus souvent souriante que l'homme, le serait afin d'amadouer son « puissant » interlocuteur... On ne parvient pourtant pas à prouver que les « opprimés » sont plus souriants que les « oppresseurs » ; les gens « sans importance », que les gens importants. Il y a des chefs bienveillants, détendus et souriants, et des subordonnés râleurs, acariâtres et invivables. Aussi, quand les femmes sourient, il est difficile d'affirmer que c'est dans une optique de subordination et de calcul. À moins de postuler que ce sourire est le propre d'un *début* de relation, dans lequel on estime que tout est possible et qu'il s'agit de séduire son interlocuteur pour bénéficier de sa protection et de ses bienfaits. À l'inverse, l'« opprimée » qui s'est laissé gagner par l'idée qu'elle n'a plus rien à attendre de cette relation, ne se gênerait plus pour exprimer sa mauvaise humeur.

Sourire sans rien demander

Le sourire, pourtant, ne se réduit pas à une vision mercantile de type « donnant-donnant » – « Je souris pour que tu me fasses des cadeaux. »

N'obligez surtout pas une femme à être chef

Une expérience récente a consisté à filmer des étudiants lors d'un jeu de rôle où ils incarnent soit le directeur d'une galerie d'art, soit son assistant[65]. Après avoir lu la description précise de l'un et l'autre rôles, les

© Groupe Eyrolles

participants expriment leur préférence pour l'un des deux. Puis on tire à pile ou face, et ce choix est donc satisfait ou déçu. Les étudiants ont au préalable complété un questionnaire destiné à mesurer leur caractère plus ou moins dominateur (« J'aime donner des ordres et faire bouger les choses » ; « Je me sens plus à l'aise si quelqu'un d'autre est responsable »...). Des observateurs extérieurs évaluent leur comportement plus ou moins dominateur au cours du jeu de rôle (interrompt, exprime de fortes préférences personnelles, donne des conseils...). Enfin, on demande aux participants, après l'expérience, s'il ont eu l'impression de dominer pendant le jeu de rôle. On note par ailleurs le nombre de sourires ébauchés par l'un et l'autre au cours de ces séquences de négociation entre le directeur et son assistant. Les résultats montrent que :

- conformément aux résultats obtenus dans d'autres recherches, les femmes, en moyenne, sourient plus que les hommes ;
- cependant, un cas ressort particulièrement : le sourire féminin est très accentué (encore plus fréquent) lorsque l'étudiante a exprimé le souhait de jouer le rôle de l'assistante, et que le hasard lui a donné satisfaction ;
- il n'y a, à nouveau, aucun rapport global entre domination et sourire. On ne sourit ni plus ni moins lorsque l'on a été amené à jouer le rôle du « chef » ; ni lorsque l'on possède un tempérament dominateur ; ni lorsqu'un observateur extérieur nous attribue un style dominateur ; ni lorsqu'on estime soi-même avoir dominé ;
- le sourire est plus perçu comme un signe de domination chez les hommes que chez les femmes. Autrement dit, les gens auraient l'impression qu'une femme sourit parce qu'elle y est obligée du fait d'un statut défavorable, mais qu'un homme sourit parce qu'il a la situation bien en main et qu'il ne craint plus personne.

On voit donc que les femmes sourient effectivement plus que les hommes ; qu'il n'y a aucun rapport direct entre statut et fréquence du sourire, mais simplement des croyances opposées pour les hommes et pour les femmes. Qu'enfin, les femmes se surpassent, en quelque sorte, pour ce qui est du sourire, lorsqu'elles sont « comblées » de se trouver subordonnées,

© Groupe Eyrolles

en l'ayant demandé, et en ressentant peut-être une pression sociale les invitant à ne pas trop se mettre en avant. L'explication de ce phénomène paradoxal, où justement celles qui n'ont rien demandé et rien obtenu en termes de domination sont celles qui déploient le plus large sourire, tiendrait donc à cette convergence d'une attitude « soumise » simultanément imposée de l'extérieur, intériorisée, et satisfaite. Les hommes, de leur côté, même lorsqu'ils parviennent à une situation dominante, continuent de sourire avec parcimonie ; sans doute pour continuer à intimider leurs concurrents...

Grosses colères

Pour finir d'intimider ses rivaux, le mieux est de se livrer de temps en temps à une grosse colère... Lors d'une expérience d'identification d'expressions du visage, des participants doivent dire si le visage qu'on leur présente très brièvement (30 millisecondes) exprime de la colère, du dégoût, de la tristesse ou bien de la peur[66]. La durée de présentation ne suffit pas à voir tout à fait le visage, aussi dit-on au participant, s'il doute, qu'il suffit qu'il essaye de deviner. Cette procédure induit effectivement de nombreuses réponses erronées. Or, il est très significatif de constater que ces réponses, données plus ou moins au hasard, ne sont pas dénuées de signification : lorsqu'il s'agit d'un visage féminin, on lui attribue à tort des sentiments de peur ou de tristesse. Sur un visage masculin, au contraire, ce sont des sentiments de colère ou de dégoût qui sont projetés à tort. On voit qu'à défaut d'informations fiables, nous avons tendance à compléter nos impressions par des idées toutes faites, en accord avec le genre : s'il s'agit d'un homme, il ne *peut pas* être triste ou apeuré ; tandis qu'une femme n'exprime pas de colère ou de dégoût... puisqu'ainsi que nous l'avons déjà vu, elle est souriante.

Pour ce qui est des réponses justes, on constate qu'hommes et femmes identifient mieux la colère exprimée par un visage masculin que celle

© Groupe Eyrolles

véhiculée par un visage féminin. Ce phénomène ne s'observe pas pour les trois autres émotions. Rappelons, en outre, qu'en général les femmes parviennent mieux que les hommes à exprimer avec précision un état intérieur sans faire appel au langage – donc par l'expression du visage, l'attitude, la gestuelle. Si le visage masculin le plus facile à décoder est celui qui exprime de la colère, c'est peut-être que dans ce cas les hommes sont assez expressifs non verbalement pour que le message soit compris. Par opposition, lorsqu'ils vivent d'autres émotions, ils resteraient relativement inexpressifs. Par ailleurs, les femmes entre elles savent « lire » correctement les signes de colère ou de tristesse féminine qui échappent aux hommes. Ceux-ci arrivent tout juste à percevoir une colère masculine. Pour la colère féminine, on pourrait avancer ou bien qu'elle est trop masquée, trop maîtrisée pour qu'ils en perçoivent les signes, ou bien qu'ils n'ont aucune envie de les découvrir : soit qu'ils ne veulent pas subir l'affront de voir *une* femme leur tenir tête, soit pour ne pas assumer leur responsabilité à l'égard de ce qui a pu mettre *leur* femme en colère. Mieux vaut, donc, n'être au courant de rien…

Intuitifs sous conditions

Un cas particulièrement éclairant est celui de l'empathie, ou *sensibilité relationnelle* : capacité de décodage des comportements non verbaux d'autrui permettant de comprendre l'état intérieur, les émotions ou la nature des relations des gens entre eux. L'empathie est un élément crucial de verticalité : un bon chef devra prévoir les réactions de ses subordonnés, ne pas se laisser surprendre, déceler leurs qualités sous-jacentes… Et en même temps, il s'agit d'un facteur d'horizontalité : « pur » souci de comprendre ses amis, de partager leurs émotions, de les aider efficacement. Or il apparaît que les femmes manifestent plus d'empathie que les hommes. L'empathie étant à la fois « horizontale » et « verticale », les uns et les autres auraient pu posséder à cet égard des

© Groupe Eyrolles

performances équivalentes. Mais les femmes possèdent peut-être une *motivation* plus forte à faire preuve d'empathie. Si les femmes croient qu'elles feront l'objet d'un jugement défavorable en échouant à comprendre autrui, elles déploieront un effort supplémentaire pour réussir. La supériorité féminine en matière d'empathie serait le reflet, à nouveau, d'attentes différenciées envers les hommes et les femmes. La faculté d'empathie serait, de plus, chargée d'une signification différente pour les uns et les autres. Les hommes l'investiraient dans le but d'atteindre leurs objectifs personnels, de s'imposer. Les femmes l'assumeraient pour se rapprocher des autres, se constituer un réseau relationnel dense et harmonieux.

Bien s'assurer que l'on reste un homme

Afin de démontrer ces hypothèses, des étudiants ont été appelés à participer à une épreuve où il s'agit de deviner le sens de comportements non verbaux[67]. Ils visionnent diverses scènes : par exemple, une femme racontant des épisodes personnels, deux joueurs de tennis commentant leur dernier match, et doivent décider si cette femme dit la vérité, lequel des deux joueurs a gagné le match... Il y a dans cette expérience trois groupes différents :

- dans le groupe témoin, les participants savent seulement qu'ils prennent part à une étude sur la « perception sociale », destinée à évaluer leurs « capacités de jugement » ;
- dans un deuxième cas, on informe les étudiants que le test qu'ils vont passer a été développé par le ministère de la Défense afin de sélectionner des gens susceptibles de mener à bien des interrogatoires, tâche de nature plutôt masculine ;
- dans un troisième groupe, on dit aux étudiants que le test qu'ils vont passer a été développé par le ministère de la Solidarité afin de sélectionner des gens qui seraient susceptibles de mener à bien la tâche de travailleur social, qui fait appel à des compétences plus « féminines » (compréhension d'autrui, solidarité).

© Groupe Eyrolles

Il apparaît qu'un homme fait preuve de moins d'empathie quand il croit exercer une fonction tant soit peu « féminine » (travailleur social). À l'inverse, et dans une moindre mesure, une femme appelée à montrer qu'elle peut participer à des activités masculines « belliqueuses » sera moins empathique. On a donc ici un début de preuve que l'empathie est sous-tendue par des objectifs divergents pour les hommes et les femmes. Les premiers la conçoivent comme un moyen d'assurer leur indépendance et leur contrôle sur les autres. Les femmes, au contraire, la conçoivent comme une aide à l'interdépendance, à la stabilité et à l'harmonie des relations. Si l'effet de la motivation est plus marqué chez les hommes, c'est parce qu'ils ont peur en temps normal d'apparaître « féminins » ; quant aux femmes, au contraire, elles n'hésitent pas à s'« approprier » des domaines autrefois réservés aux hommes.

Il semble donc que l'intuition, la sensibilité relationnelle propre aux femmes, résulte non pas d'une *aptitude*, mais d'une *motivation* plus grande de leur part.

Une autre expérience[68] a ainsi démontré qu'hommes et femmes ne diffèrent pas significativement lorsqu'ils veulent vraiment réussir à décoder des comportements non verbaux.

Face à un enregistrement vidéo, des étudiants doivent deviner les pensées ou émotions réellement ressentis par un personnage filmé. Une fois sur deux, on leur a préalablement fait remplir un questionnaire portant sur leur sympathie à son égard. Les filles sont meilleures que les garçons, uniquement quand ce questionnaire de sympathie a été complété *avant* l'épreuve de décodage non verbal. Sinon, garçons et filles ont des résultats comparables. De même, les femmes dépassent les hommes lorsqu'on a explicitement présenté l'épreuve comme un test d'« empathie » plutôt que comme un test « cognitif ». On comprend donc que les filles se surpassent dès que l'on attire leur attention sur le caractère « féminin » de la tâche – sensibilité aux autres, compréhension, compassion...

© Groupe Eyrolles

Dans une variante de cette expérience, la démarche était encore plus simple, car on faisait valoir à certains étudiants qu'ils recevraient une rémunération proportionnelle à leur « performance » : deux dollars pour chaque pensée ou émotion correctement décodée. Dans ce cas, par rapport à ceux qui ne touchaient pas d'argent, garçons et filles deviennent nettement plus perspicaces, et l'écart entre les sexes est insignifiant. Les garçons ne sont donc pas sous-doués en matière de capacités de décodage non verbal. Mais ils ressentent en temps normal une motivation à s'engager dans une tâche jugée « féminine » d'autant plus faible que cela ne leur rapporte rien.

Les hommes sont aussi bavards que les femmes...

... et de plus ils sont sûrs que ce qu'ils disent est important. L'un des stéréotypes sexuels les mieux ancrés est celui de la « femme bavarde ». Celle-ci non seulement fait un usage immodéré de sa langue mais, de plus, parle souvent « chiffons ». Elle est supposée s'engager dans des discussions terriblement superficielles, au sujet des dernières tendances vestimentaires, ou de la coiffure de son chef de service, ou encore relater mot pour mot des conversations récentes fortement teintées d'affectivité (malheurs survenus dans son entourage, histoires d'amour, etc.). Les hommes, au contraire, ne parleraient que lorsque c'est nécessaire, pour dire des choses utiles ou importantes. Ainsi, ils usent souvent d'un registre technique ou économique. Les chiffres, c'est éminemment sérieux. Les hommes sont toujours un peu gênés ou un peu condescendants à l'égard des sujets de conversation réels ou supposés des femmes. Les prévisions boursières ou l'application de la technologie hybride au diesel, c'est tout de même plus sérieux et important que le fait de savoir si les talons seront très hauts cette année, ou si Unetelle s'apprête à « larguer » Untel. Et pour finir de se persuader que les femmes sont

© Groupe Eyrolles

habitées par des préoccupations futiles, il ne serait besoin que de regarder les intitulés de leurs rubriques favorites dans la presse : « Mode », « Déco », « Shopping », etc. Les femmes sont de petites créatures préoccupées de leur bien-être quotidien, de l'embellissement de leur cadre de vie, et obsédées par les moyens susceptibles d'accroître leur pouvoir de séduction.

La question du temps de parole apparaît *a priori* comme un fait objectif relativement facile à mesurer. Pourtant, il aura fallu attendre 2007 pour que l'on prouve que le temps de parole journalier féminin n'est pas, en moyenne, plus long que celui des hommes[69]. En enregistrant les conversations à l'insu des participants, on s'aperçoit que les étudiants de sexe masculin prononcent en moyenne 15 669 mots, contre 16 215 pour leurs camarades de sexe féminin ; une différence statistique qui n'est pas significative. On fait ainsi la preuve que dans les situations ordinaires de la vie quotidienne le stéréotype de la femme bavarde est infondé. Rien n'y fait, cependant : la femme est et sera longtemps jugée bavarde. Ainsi dans cette expérience où l'on présente un dialogue comptant la même quantité de mots prononcés par un homme et par une femme[70] : les participants estiment pourtant que la femme a davantage parlé que l'homme...

Les lieux communs ont la vie dure. On croit généralement que les hommes interrompent leur interlocuteur plus souvent que les femmes, et particulièrement si c'est une interlocutrice. La chose se vérifie lorsque des étrangers travaillent ensemble à la résolution d'un problème[71]. En l'absence d'autre point de repère (personnalité des uns et des autres, compétences respectives), la norme sexuelle conditionne *a priori* les comportements : les hommes se sentent obligés d'avoir l'air sûrs d'eux, assertifs, voire autoritaires. Lors de conversations personnelles et informelles, au contraire, ce sont les femmes qui interrompent plus souvent que les hommes. Mais ces interruptions ne possèdent pas la même connotation. Il s'agit d'exprimer de l'intérêt pour le discours de l'autre,

© Groupe Eyrolles

ou une approbation. Particulièrement entre femmes, les discours se chevauchent et s'entremêlent. Questions, reformulations et remarques incidentes ne prennent pas le sens d'interruptions brutales et autoritaires comme c'est le cas avec les hommes.

En fait, c'est le statut qui conditionne les interruptions autoritaires du discours de l'autre. Plus il est élevé, plus ces dernières sont fréquentes. Être homme ou femme n'y change donc rien : on se sent d'autant plus habilité à couper autrui que l'on s'estime important. C'est aussi le cas dans les relations amoureuses, où celui qui possède le plus de pouvoir au sein de la relation s'autorise plus d'interruptions que son « infortuné » conjoint...

L'interruption délibérée de la parole de l'autre s'avère malgré tout, en définitive, plus typiquement masculine, de même que la tendance « odieuse » à répondre à un long discours par un « oui-oui » distant exprimant le peu d'importance qu'on lui accorde. Il faut bien que les hommes réfrènent la tendance féminine à trop parler, et qu'ils ne laissent pas les femmes croire qu'elles raisonnent aussi bien qu'eux ; parce qu'alors le monde deviendrait trop dangereux pour eux...

Communiquer pour exister

Élise est un être humain normal. Elle est en effet l'heureuse détentrice d'un contrat de téléphonie mobile ; de plus, elle est abonnée à l'Internet à haut débit. Son profil figure sur *Facebook*. Elle est de toutes les sorties et de toutes les fêtes avec sa bande d'amis – où les vertus personnelles et le quotient intellectuel s'avèrent inégaux, voire contrastés.

Parée de son sourire, de sa bonne humeur et de tous les moyens de communication modernes, Élise espère bien échapper à la solitude. Et la crainte lancinante de ce sort funeste l'amène à fermer les yeux sur l'incommunicabilité qui souvent couronne ses efforts.

© Groupe Eyrolles

Il y a eu ces garçons qui l'invitaient au restaurant et restaient presque en permanence en ligne avec des correspondants certainement plus importants qu'elle. Le charmant tête-à-tête devenait un monologue contre le silence. Il y a eu tous ceux et celles qui, sur-équipés en outils de communication, toujours sur la brèche, sont pourtant injoignables. Il y a eu ces soirées en boîte où la sonorisation oblige à hurler pour parler et à faire semblant de comprendre ce que disent les autres. On ne perd pas grand-chose du reste avec certaines personnes ; à ne pas les entendre on ne se trouve aucunement lésé. Élise pourtant fait bonne figure, sourit, s'anime, est chaleureuse envers tous. Elle essaye de construire son petit monde idéal où tous seraient heureux de vivre, en confiance et en harmonie avec tous.

Élise reste songeuse en repensant à la chanson de Brel : « Ne me quitte pas », où il promet à celle qu'il aime :

« Je t'inventerai
Des mots insensés
Que tu comprendras ».

Et par contraste elle voit défiler dans sa mémoire toutes ces conversations avec ou sans esprit, mais dont tous les mots mis bout à bout ne formaient pas l'ombre d'une idée ; ni d'un message *adressé à elle*. Monologues enchevêtrés où chacun se parle à lui-même et se montre aux autres plus qu'il ne s'adresse aux autres pour eux-mêmes.

Chez des amis communs, Élise a rencontré William, jeune homme ni vraiment asocial ni vraiment misanthrope, mais assez toutefois pour que l'on se pose la question. Il est vrai que William, comme l'Alceste de Molière, professe que « c'est n'estimer rien qu'estimer tout le monde »*. William a juste besoin de se sentir en confiance pour s'épanouir. Il est plus réservé que critique.

Sa présence irrite tous ceux qui n'ont rien à dire mais en parlent longuement, parce que lui semble toujours en dire plus, tout en ne disant rien. Il a, du reste, sa théorie à ce sujet : pour lui, communiquer, c'est *être*. On ne communique

---

* Molière (1666), *Le Misanthrope*, acte I, scène 1. *In Œuvres complètes*, II, Gallimard, 2002.

© Groupe Eyrolles

que ce que l'on est, avec ou sans langage. Une vie insignifiante peut bien être ornée de propos édifiants ou spirituels, elle sera toujours ennuyeuse. La richesse de la vie intérieure aura beau se faire discrète, on la remarquera malgré elle. William ne s'ennuie jamais, même seul des journées entières, parce qu'il est absorbé par ses pensées et son activité. Sa terreur à lui, ce sont les gens qui s'ennuient et qui parviennent à lui communiquer cette sensation pénible.

À Élise, il semble au contraire que l'on s'ennuie toujours moins à plusieurs que seul. Elle a décidé qu'elle avait rencontré en la personne de William son futur mari. L'heureux élu est encore ignorant de la chose mais il ne tardera pas, grâce à ses bons soins à elle, à s'en découvrir l'irrésistible envie et l'initiative objective. Pas question pour elle d'échouer à la rubrique des faits divers du type : « Élise, pétulante jeune femme, s'est tragiquement donné la mort après que son téléphone portable n'a pas sonné pendant quinze jours. L'opérateur téléphonique déclare qu'il s'agissait d'un problème technique auquel il a été remédié depuis lors. » Elle compte bien, par ailleurs, mettre à profit les conseils distillés par la presse féminine : « Jolies, intelligentes, mais seules... Pourquoi ? »* ; « Casée en une semaine »** ; « Love story. Cette fois, ce sera la bonne. »***

Aux yeux d'Élise, l'essentiel est de ne pas rester seule. Pour William, l'essentiel est de ne pas voir trop perturbé le cours de ses pensées. Pour elle, communiquer, c'est vivre. Pour lui, c'est sortir de lui-même et prendre le risque d'exprimer imparfaitement, avec des mots, ce qui pouvait rester secret. Et résonnent en lui ces vers de Shakespeare :

« Sache lire aux écrits de l'amour qui se tait :
Entendre par les yeux est d'amour le secret. »****

« Estime donc chez eux le souffle de leurs mots,
Chez moi l'amour muet, qui dit tout ce qu'il faut. »*****

---

*	*Marie Claire*, octobre 2007.
**	*ISA*, juin 2007.
***	*Glamour*, octobre 2007.
****	Shakespeare, sonnet 23. *In Œuvres complètes*, I, Gallimard, 2001.
*****	Shakespeare, sonnet 85, *op. cit.*

© Groupe Eyrolles

────── **Résumé** ──────

Le mode de communication féminin paraît axé sur la recherche du contact avec autrui. L'exemple le plus simple est celui du sourire : une femme sourit pour se faire accepter ou pour être agréable aux autres. À l'inverse, l'homme en colère affronte autrui ou rompt le contact. Logique d'interdépendance d'un côté, d'indépendance de l'autre. Par ailleurs, le mode de communication masculin est parfois qualifié de *direct*, celui des femmes d'*indirect*. Si vous êtes un homme, pour arriver à vos fins, affichez vos prétentions, donnez des ordres, mettez-vous en colère, entrez dans un rapport de forces… et vous verrez bien si vous en sortez vainqueur. Si vous êtes une femme, ne dites pas tout de suite ce que vous souhaitez vraiment. Laissez votre interlocuteur le deviner par bribes, reconstituer lui-même ce qui vous ferait plaisir. Prévenez-le qu'il y a des choses que vous ne pouvez pas dire. Soyez mystérieuse, et s'il ne comprend pas assez vite comment il doit vous être utile, devenez mélancolique. Quelques soupirs placés opportunément sont les bienvenus. Pleurez en lui disant que, de toute façon, personne ne vous a jamais comprise. Suivez scrupuleusement ces instructions et vous aurez prouvé, vous aussi, la véracité du vieil adage : « Ce que femme veut, Dieu le veut. »

Les hommes, souvent, adoptent un comportement dominateur… en public comme en société. Quant à savoir, lorsqu'un homme et une femme se confrontent dans le privé, lequel aura l'ascendant, l'issue paraît plutôt incertaine. Les railleries adressées aux hommes dont la femme est réputée « porter la culotte » semblent témoigner que le sens commun considère bien l'homme comme l'élément *théoriquement* dominant du couple, tout en admettant implicitement que les transgressions de la règle sont aussi fréquentes que son respect :

« Il a reçu du Ciel certaine bonté d'âme,
Qui le soumet d'abord à ce que veut sa femme ;
C'est elle qui gouverne, et d'un ton absolu,
Elle dicte pour loi ce qu'elle a résolu. »*

…/…

────────────

* Molière (1672), *Les Femmes savantes*, acte I, scène 3. *In Œuvres complètes*, II, Gallimard, 2002.

© Groupe Eyrolles

.../...

Le lecteur l'aura compris : en matière de communication, les croyances stéréotypées sont bien plus nombreuses que les différences avérées entre hommes et femmes. Les lieux communs sont si puissants qu'ils s'imposent à la perception. Qu'un homme soit ou non en colère, *il pourrait bien* l'être ou l'avoir été... Qu'une femme soit émue, bouleversée, apeurée ou non... De toute façon, *elles* sont souvent comme ça. Hommes et femmes se réfugient donc dans des comportements qui s'accordent avec ces lieux communs. Les hommes se donnent des airs dominateurs et les femmes arborent un sourire de circonstance ; et l'on ne sait plus si la force masque des doutes, et la douceur des calculs.

Ainsi va la vie : hommes et femmes se comprennent en pratiquant la non-communication ; en se montrant conformes au mode de communication théorique de leur groupe d'appartenance. Les hommes réagissent par la légendaire « lâcheté » propre à leur sexe (dans le couple) ou par la colère. Les femmes pleurent, se plaignent, ou encore adoptent une attitude de digne résignation. Cette dernière réaction est sans doute la plus efficace : les hommes ne supportent pas longtemps de voir de beaux yeux tristes, et surtout de se savoir responsables de ce désastre. Quant aux hommes en colère, ils ont la satisfaction de donner de la voix et d'affirmer leur autorité – tout en fermant les yeux sur l'indigence de cette technique lorsqu'il est question de modifier l'opinion *intime* de leur interlocutrice.

Au fond, hommes et femmes ne cessent de se comprendre que dans la mesure où ils s'écartent du mode de communication *obligé* de leur groupe d'appartenance. Mais l'homme indécis et ultrasensible, la femme sans cœur ou aux propos virulents ne sont de toute façon plus assimilés à leur sexe que de manière lointaine. On invoquera au besoin les motifs susceptibles de rendre compte de ces fâcheuses « déviations » : lui est un « artiste » ; elle, la septième d'une fratrie éclatée, livrée à elle-même dans un environnement difficile...

© Groupe Eyrolles

5

Les hommes sont forcément objectifs mais les femmes sont naturellement intuitives

Combien de fois avons-nous conclu, alors que nous éprouvions de la peine à suivre le raisonnement d'une personne de l'autre sexe, qu'il est difficile voire impossible de *les* comprendre ? La logique des femmes laisse parfois les hommes sans voix, tandis que les femmes se sentent incomprises. L'impression subjective est celle de deux logiques antagonistes, de deux façons d'appréhender la réalité. Il est pourtant malaisé de déceler des différences fiables entre hommes et femmes au niveau du fonctionnement cérébral et des performances intellectuelles ; si des différences fondamentales existent, elles sont sans doute trop complexes pour avoir encore pu être étudiées.

© Groupe Eyrolles

Sensibilité contre performance

Avant de *penser* la réalité quotidienne, il faut l'avoir *perçue*. Or, hommes et femmes ne sont pas tout à fait semblables dans leur sensibilité perceptive, pas plus que dans leurs aptitudes motrices. Les femmes s'avèrent supérieures aux hommes dans quatre des cinq sens : elles ont une meilleure sensibilité aux sons, aux odeurs, au toucher, aux goûts ; les hommes, de leur côté, possèdent en moyenne une meilleure acuité visuelle[72]. Les femmes perçoivent en moyenne les choses plus rapidement que les hommes. Elles font preuve de plus de dextérité pour des tâches manuelles fines et se laissent moins facilement déconcentrer. Mais elles sont moins habiles à lancer ou intercepter un projectile. Tout se passe comme si la supériorité des hommes s'exerçait dans le mouvement et l'action sur l'environnement : ils associent l'acuité visuelle permettant de jauger l'environnement, les capacités d'orientation dans l'espace, la taille et la puissance musculaire permettant de « passer en force », le tempérament batailleur relevé par de nombreuses études, et enfin une peau suffisamment épaisse pour ne pas trop souffrir en cas de heurts. Les femmes ressentent plus intensément, mais dans une optique plus statique. Elles peuvent davantage jouir de leur sensibilité, mais en se protégeant des affrontements directs ou brutaux.

Les femmes n'oublient jamais

Diverses recherches convergent pour indiquer que les femmes ont en moyenne une meilleure mémoire que les hommes, dans des domaines tels que : la reconnaissance de visages, le souvenir de prénoms, le rappel de mots présentés brièvement, le rappel de phrases, le rappel de faits nouvellement appris, le rappel d'une série de tâches auxquelles on vient de participer[73]. Tout cela s'apparente à ce que l'on nomme la *mémoire épisodique*, faite des souvenirs personnels, autobiographiques, situés dans

© Groupe Eyrolles

le temps et dans l'espace ; par opposition à la *mémoire sémantique*, impersonnelle, composée de connaissances générales : événements historiques, définitions des mots, etc. Or, la mémoire sémantique, pour sa part, n'est pas sensible aux différences de sexe. La mémoire épisodique autobiographique est fortement associée à des réminiscences à fort contenu émotionnel[74]. On se rappelle d'autant mieux un événement qu'il se trouve associé à un sentiment de bonheur ou de tristesse, de peur, de détresse, de fierté, etc. À l'inverse, l'apprentissage des tables de multiplication (mémoire sémantique) est rarement lié à des émotions bouleversantes. Or, aux femmes est traditionnellement et « typiquement » dévolu le champ des émotions. Leur meilleure mémoire épisodique pourrait alors témoigner que, au-delà du stéréotype, les femmes *vivent* réellement avec plus d'émotions que les hommes les événements qui composent leur existence.

La supériorité des femmes en matière de mémoire épisodique se manifeste aussi par l'ancienneté du plus vieux souvenir : elles étaient alors âgées de 37,8 mois en moyenne, contre 43 mois pour les hommes[75]. Elles commencent plus tôt à encoder de manière durable des événements vécus. De même, entre 10 et 15 ans, ou chez de jeunes adultes, elles surpassent les garçons dans des tâches de reconnaissance visuelle : lorsqu'il est demandé de mentionner, parmi de nombreux objets, ceux déjà présentés juste avant, elles font preuve d'une meilleure capacité d'attention, d'observation, et de mémorisation à court terme[76]. Les garçons n'égalent les performances des filles que si l'on stimule leur attention en présentant des objets « typiquement masculins » : casque de pompier, ballon de rugby, outil, etc. On comprend donc que la *motivation* à se souvenir intervient, mais que, parallèlement, les filles paraissent dotées *en général* d'une meilleure motivation en ce domaine : que les objets soient neutres, « masculins », ou « féminins » (miroir, chariot de supermarché, chaussure à talon – le lecteur pardonnera les stéréotypes plutôt grossiers véhiculés par ce genre d'étude...), elles font montre d'une bonne capacité de remémoration.

© Groupe Eyrolles

65

Les hommes ne se perdent jamais...

... sauf à essayer de comprendre une femme. La plus robuste des différences entre hommes et femmes – c'est-à-dire la plus constamment observée, et la plus intense quantitativement – tient aux aptitudes dites « visuo-spatiales ». Elle est mesurée par une panoplie de tests[77] impliquant la capacité à se projeter dans un espace à deux ou trois dimensions : imaginer l'apparence d'un objet qui serait vu sous un nouvel angle (rotation mentale) ; deviner la trajectoire d'un objet en mouvement (aptitude spatio-temporelle) ; déceler, au sein d'une figure complexe, l'existence d'une figure plus simple (figures imbriquées)*.

Dans la plupart de ces tests, les hommes obtiennent de meilleures performances.

Mais qu'en est-il en réalité, « sur le terrain » ? Les hommes savent-ils, mieux que les femmes, se repérer efficacement dans un espace inconnu et se perdre moins souvent ? Les résultats obtenus attestent en effet d'un meilleur sens de l'orientation chez les hommes.

La vérité enfin rétablie : le petit Poucet ne pouvait pas être un garçon

Dans une expérience conduite récemment, des chercheurs ont voulu comparer les aptitudes spatiales obtenues à partir de tests « papier-crayon » et celles en grandeur réelle[78]. L'aptitude à se repérer dans l'espace est ici appréhendée de trois manières : réelle (capacité à se repérer dans

---

* Ou encore : maintenir une perception correcte de la verticalité ou de l'horizontalité malgré des informations visuelles susceptibles d'induire en erreur (indépendance du champ) ; visualiser mentalement une image qu'il s'agit de comparer avec une autre figure, actuellement présentée (maintenance d'une image mentale) ; prédire le sens du mouvement d'un ensemble de rouages (raisonnement mécanique), etc.

© Groupe Eyrolles

un lieu inconnu), virtuelle (simulation informatique) et virtuelle-réelle (vidéo d'un lieu existant). Dans tous les cas, il s'agit d'évaluer les distances et les directions d'un certain nombre de points de repères désignés à l'avance et de dresser la carte des lieux visités.

Les participants répondent par ailleurs à une série de tests visuo-spatiaux. Enfin, il leur est demandé une *auto-évaluation* de leur sens de l'orientation.

Les résultats montrent que les hommes réussissent mieux que les femmes les tests visuo-spatiaux, la différence la plus nette concernant comme à l'accoutumée le test de rotation mentale. Pour les tests en « grandeur réelle », les hommes obtiennent en général de meilleurs résultats. Cependant, l'écart le plus net est obtenu pour l'estimation des directions. Vient ensuite l'estimation des distances, et enfin la précision de la carte. Les femmes compenseraient, dans ce dernier cas, une moins bonne aptitude à se représenter « géométriquement » l'espace par une meilleure mémoire verbale. Si elles ont moins de facilité à se représenter *spatialement* des lieux inconnus, elles se rattachent probablement à des indices *verbaux* (« je tourne à gauche après la porte grise »). Un homme ayant à se repérer dans une ville inconnue aura toujours plus ou moins conscience de la direction d'où il est arrivé et, s'il avait préalablement consulté une carte, de sa position dans l'espace global. Une femme cherchera davantage à s'appuyer sur des noms de rues ou de commerces aperçus au fil du trajet.

Il faut souligner par ailleurs que ceux qui réussissent les épreuves visuo-spatiales réussissent également les épreuves virtuelles et virtuelles-réelles. L'apprentissage en situation réelle est plus indépendant de cette aptitude purement spatiale, probablement en ce qu'elle intègre des informations d'une autre nature : kinesthésiques (on a marché, monté et descendu des escaliers, touché un mur...), sonores (bruits de machinerie d'ascenseur, bruit de fond, bruits de pas...), olfactives. Par ailleurs, pour savoir qui réussit ou échoue à ces épreuves, il suffit de demander aux participants s'ils se perdent souvent dans un lieu inconnu. L'intéressé est certainement le mieux placé pour le savoir.

Lors de ces autodéclarations, hommes et femmes, en moyenne, situent de façon réaliste leurs capacités d'orientation spatiale, puisque les premiers

© Groupe Eyrolles

s'attribuent des performances plus flatteuses que les secondes – mais qui correspondent à la réalité.

Pourquoi donc inventer des tests compliqués, alors qu'il suffit de demander aux uns et aux autres s'ils possèdent un bon sens de l'orientation ?

Spirituelles et cartésiens

Il semble bien que le scepticisme soit culturellement masculin, l'intuition et la spiritualité plutôt féminines[79]. Un aspect particulier de l'intuition est l'aptitude à l'empathie, que nous avons déjà évoquée plus haut. Dans ce domaine, les femmes manifestent en moyenne de meilleures capacités que les hommes à détecter des mensonges, à deviner si un couple est réel ou factice, à deviner à partir d'une photo qui est le supérieur hiérarchique de l'autre[80]. Par ailleurs, diverses enquêtes ont montré que la recherche de spiritualité est plutôt l'apanage des femmes, de même que la croyance en des phénomènes paranormaux : transmission de pensée, rêves prémonitoires, clairvoyance, etc. Les « sceptiques extrêmes » sont des hommes à hauteur d'un peu plus des deux tiers, tandis que les « croyants extrêmes » sont des femmes pour un peu moins des deux tiers[81]. Mais si les femmes croient plus que les hommes aux phénomènes paranormaux, à la magie et attachent plus d'importance à la spiritualité, les hommes sont plus nombreux à croire en des formes de vie extraterrestre[82]. Non contents de savoir retrouver leur chemin sur Terre, de mieux se représenter l'espace à trois dimensions ; non contents d'être souvent des inconditionnels de jeux vidéo mettant en scène un espace virtuel, certains se complaisent encore en une projection futuriste dans un espace « intergalactique »…

Mais, hormis les amateurs de science-fiction, il faut remarquer que les hommes tentent le plus souvent de conserver une posture de rationalité et de positivisme, qui tranche avec celle de nombreuses femmes affichant sans trop de complexes leurs intuitions, leurs pressentiments, leurs rêves

© Groupe Eyrolles

prémonitoires, leurs sensations… en bref, tout ce qui, pour un esprit qui se veut cartésien, aura l'apparence de la plus parfaite irrationalité. Ce sont deux conceptions de la vie qui s'affrontent. L'une, où priment le visible, l'extérieur, le quantifiable. L'autre, où dominent l'impression intérieure, l'intersubjectivité, la participation émotionnelle : « On ne voit bien qu'avec le cœur, l'essentiel est invisible pour les yeux. »*

« Alors que dans l'attitude externe de l'homme, logique et réalisme prédominent ou sont, pour le moins, son idéal, chez la femme, c'est le sentiment qui tient le plus de place. Dans l'âme, c'est le contraire ; intérieurement, l'homme s'abandonne aux sentiments et la femme délibère. Aussi l'homme désespère-t-il plus vite dans des circonstances où la femme peut toujours consoler et espérer. »** C'est cette partie inconsciente et ré-équilibrante de l'âme que Jung nomme *anima* chez l'homme et *animus* chez la femme. L'*anima* est la femme intérieure de l'homme que, à défaut de comprendre et de retrouver en lui-même, il cherche désespérément dans des femmes extérieures qui évoquent plus ou moins fidèlement son image de cette femme. De même pour les femmes, perpétuellement en recherche, au travers de compagnons successifs, de l'homme intérieur mystérieusement présent dans les tréfonds de leur âme. Mais il est plus facile de chercher à l'extérieur qu'en soi-même !

Tous intelligents

L'une des questions que l'on se pose spontanément, en matière de comparaison hommes/femmes, consiste à savoir si les uns ou les autres seraient globalement plus intelligents. On admet souvent que l'intelligence possède de nombreuses facettes. Il existe par ailleurs des centaines

---

* Saint-Exupéry, A. de (1943), *Le Petit Prince*, Paris, Gallimard.
** Jung, C. G., *Types psychologiques*, Genève, Georg, 1993.

© Groupe Eyrolles

de tests de logique, d'intelligence ou de quotient intellectuel (QI). Or, beaucoup d'entre eux ont été construits selon une méthodologie plus teintée d'idéologie que de science. Car pour ne gêner personne on a ôté de ces tests toutes les questions pour lesquelles hommes et femmes n'obtenaient pas des résultats identiques[83]. On a aussi contrebalancé systématiquement les questions où les hommes obtiennent un meilleur score que les femmes par des questions où les femmes ont un meilleur score que les hommes. Ainsi le résultat global est-il forcément neutre du point de vue du sexe. Et c'est bien ce que l'on observe, notamment pour le fameux test de QI de Wechsler : hommes et femmes ont des résultats d'ensemble si proches qu'évoquer une différence n'aurait aucun sens. Il n'y a donc ni « gagnants » ni « perdants » ; les hommes comme les femmes sont aussi intelligents... que le *genre humain* en général. On peut ajouter que même des recherches utilisant des tests non délibérément construits pour éliminer les différences sexuelles ne paraissent pas établir de différence globale entre hommes et femmes. Les uns et les autres excellent sur des questions précises dont les résultats cumulés s'équilibrent.

Un domaine, pourtant, qui échappe à ce phénomène d'apparente indifférenciation entre hommes et femmes, est celui de l'*intelligence émotionnelle* (IE). Celle-ci inclut la capacité d'identifier et d'analyser ses propres émotions et celles des autres ; de les gérer, de les utiliser utilement. Par exemple, pour surmonter des situations de stress, comprendre des problèmes humains, deviner les réactions d'autrui, mieux se connaître soi-même, etc. Or il semble admis aujourd'hui que l'intelligence émotionnelle est une faculté plus typiquement féminine que masculine[84]. Une fois de plus, les femmes apparaissent comme plus talentueuses que les hommes lorsqu'il est question de procéder à des analyses psychologiques subtiles, de réfléchir et de s'adapter à des situations humaines complexes, ou encore pour évaluer les variations de leurs émotions personnelles.

© Groupe Eyrolles

Tous irrationnels

Dans notre cerveau, différentes zones semblent être en relation avec diverses facultés cognitives. Ainsi, par exemple, chez les droitiers, l'hémisphère droit serait-il porteur de la capacité de représentation des objets dans l'espace. L'hémisphère gauche serait responsable des facultés liées au langage. Nombre d'auteurs se sont alors interrogés sur l'existence d'une forme de connaissance typiquement féminine, qui serait fondée sur une répartition plus équilibrée de l'activité des deux hémisphères cérébraux. Il y aurait chez les hommes une plus grande latéralisation (localisation de certaines facultés dans un seul hémisphère), les femmes usant par contraste des deux hémisphères cérébraux de façon plus harmonieuse, ouvrant la porte à l'émotion et à l'intuition comme sources de connaissance. En fait, l'honnêteté intellectuelle oblige à constater que rien de définitif n'a pu être établi[85] : selon la faculté étudiée, les résultats diffèrent. Par ailleurs, le *corps calleux* reliant les deux hémisphères a été considéré, là aussi hâtivement, comme la preuve infaillible de cette hypothèse. Comme il est plus grand chez les femmes, on croyait pouvoir en déduire l'existence d'échanges d'informations plus fréquents entre hémisphères, et donc une participation simultanée des deux hémisphères à diverses facultés intellectuelles. Mais des études plus poussées semblent infirmer ce raisonnement. Le corps calleux du cerveau féminin ne différerait pas, en dimension, du corps calleux masculin. Tout au plus prendrait-il *parfois* une forme différente susceptible d'évoluer tout au long de la vie. On voit donc que l'on est bien loin d'avoir prouvé l'existence d'une pensée typiquement féminine. Ce qui d'ailleurs n'implique aucunement qu'elle n'existe pas. Elle relève simplement, à défaut de preuves avérées, des croyances, impressions ou certitudes de chacun – et appelle des recherches plus poussées.

Quoi qu'il en soit, il est amusant de confronter ces non-preuves aux tranquilles clichés que nous fournissent la culture et les conversations. Car le

© Groupe Eyrolles

consensus est large pour admettre que l'intuition, les présages, pressentiments et toute autre forme de connaissances déconnectées de bases empiriques sont bien l'apanage des femmes. Personne, en fait, ne s'étonnera de ce qu'une femme relate des événements de ce type : rêve prémonitoire, sensation d'« ondes négatives » en rencontrant pour la première fois un personnage malfaisant, « impression » de savoir quelque chose sans pouvoir expliquer pourquoi ni comment... Les hommes, dans leur bienveillante mansuétude, évitent de contrarier la femme qui se risque à dire qu'elle *sait* sans pouvoir le justifier. Ils pardonnent cette entorse au bon sens, conforme au sens commun. Car la femme est depuis toujours assimilée aux forces obscures de l'inconnu, de l'irrationnel et de la magie. On a brûlé au Moyen Âge bien plus de prétendues sorcières que de sorciers. Les diseuses de bonne aventure, clairvoyantes et autres médiums sont l'apanage des femmes lorsqu'il s'agit de pénétrer l'inconnaissable. Un homme hésitera avant d'« avouer » qu'il a eu un « flash », vu une « lumière au bout d'un tunnel » ou autres phénomènes inexpliqués. Surtout s'il se veut « scientifique » (le scientifique ne croit à rien qui n'ait été préalablement publié dans une revue scientifique) – ou s'il est gendarme (le gendarme ne peut pas être farfelu, il doit avoir les pieds sur terre). Pourtant, à y regarder d'un peu plus près, on trouverait sans doute autant de déclarations curieuses ou irrationnelles chez des hommes que chez des femmes...

Tout le monde connaît Jeanne d'Arc et ses « voix ». Le 12 juin 1429, par exemple, devant la ville de Jargeau assiégée, elle s'adresse en ces termes au duc d'Alençon : « Retire-toi de cet endroit, car cette catapulte que tu vois dans la ville va te tuer. » Le duc s'éloigne en effet et, quelques instants après, un boulet vient tuer un autre soldat, qui se trouvait exactement à la place qu'il venait de quitter. Étant donné : 1) l'imprécision des armes de guerre à cette époque, 2) les facultés moindres des femmes en matière de représentation spatiale et d'évaluation de trajectoires, on peut affirmer, ou bien que Jeanne d'Arc était extrêmement atypique par

© Groupe Eyrolles

rapport aux individus de son sexe (particulièrement douée pour la balistique), ou bien qu'elle avait accès à un autre type d'informations que les hommes d'armes qui l'entouraient, ou bien que le hasard l'avait bien servie (le hasard est l'étiquette accolée à tous les phénomènes que la raison humaine n'a pas su expliquer).

Voilà pour une femme célèbre. Mais on médiatise beaucoup moins l'« irrationalité » masculine. Celle d'un Winston Churchill qui, âgé à peine de 22 ans, déclare tranquillement qu'il sera un jour Premier ministre de Sa Gracieuse Majesté*. Celle du futur général de Gaulle qui, adolescent, s'imagine à la tête des armées françaises, repoussant l'envahisseur. Dans ces deux cas, on peut pourtant considérer qu'il ne s'agit pas d'intuition, mais que le sentiment d'une vocation ou d'un destin les a amenés à surmonter tous les obstacles. Mais que dire des trois cas suivants, sous le Premier Empire** :

- le maréchal Lannes, pourtant plus qu'aguerri, manifeste une immense tristesse au moment de quitter une nouvelle fois sa famille. Plus tard, au quartier impérial de Schönbrunn, il déclare à un ami : « Je n'ai pas une bonne idée de cette affaire. Au reste, quelle qu'en soit l'issue, ce sera ma dernière bataille. » Il sera fauché le soir même par un obus, à Essling (22 mai 1809) ;

- l'intrépide général Lassalle, ouvrant ses bagages la veille de la bataille de Wagram (6 juillet 1809) et y trouvant sa pipe cassée ainsi qu'un flacon de liqueur et le verre recouvrant le portrait de sa femme, dit à son aide de camp : « Je ne survivrai pas à cette journée. » Une balle l'atteignit en plein front le lendemain, alors que l'on était en train de lire à Napoléon la lettre qu'il lui avait écrite durant la nuit, où il lui demandait de ne pas oublier sa femme et ses enfants au cas où il vînt à disparaître ;

---

* Kersaudy, F., *Winston Churchill*, Tallandier, 2002.
** Damamme, J.-C., *Lannes*, Payot, 1999.

© Groupe Eyrolles

- le maréchal Bessières, après avoir brûlé les lettres de sa femme au matin du 1er mai 1813, se laisse persuader à contre-cœur par ses officiers de prendre une collation, déclarant : « Au fait, si un boulet doit m'enlever ce matin, je ne veux pas qu'il me prenne à jeun. » Le boulet pressenti le frappa en pleine poitrine quelques heures plus tard.

Les hommes aussi ont leurs pressentiments, peut-être écrasés sous l'impérieuse nécessité d'être « objectifs », de ne pas se laisser aller et, enfin, de ne pas paraître ridicules...

Pensées d'hommes, rêves de femmes

Fabrice et Nadia vivent ensemble depuis quelques mois. Nadia se laisse aller à rêver de l'avenir qu'ils construiront ensemble. Pourtant, un soir, elle entend en elle-même une petite voix qui lui dit : « Sous la roue de secours. » Elle reste perplexe et n'en touche pas un mot à Fabrice de peur qu'il ne se moque d'elle. Au bout de quelques jours, elle prend son courage à deux mains et, munie des clés de la voiture de Fabrice, se met en son absence en quête de l'emplacement de la roue de secours. L'ayant localisée, elle la soulève péniblement pour découvrir, caché en dessous, un paquet de lettres enflammées adressées à Fabrice par une autre femme.

Le même soir, elle rompt avec lui. Il restera persuadé – à tort – qu'elle le surveillait (toutes les femmes sont maladivement jalouses...), qu'elle ou une voisine l'avait épié tandis qu'il cachait les missives fatidiques dans cette cache jugée inviolable. Il va de soi qu'aucune femme normale n'aurait pu, seule, avoir l'idée de déplacer une roue de secours, domaine réservé de l'une des dernières prérogatives masculines.

Nadia se convainc que l'homme est bien l'ennemi héréditaire de la femme : jouisseur, menteur et faux, il ne cherche qu'à abuser d'innocentes et délicates créatures. Le tort qu'il leur cause est tel que toutes les réparations prodiguées par un homme ne peuvent être qu'insignifiants acomptes au regard de sa dette. En vertu de cet axiome, tout est légitime pour rectifier cette dette inexpiable : adultères *préventifs*, appels aux faux témoignages des « meilleures amies » lors

© Groupe Eyrolles

d'un divorce, ou encore doublement d'un homme qui n'ose rien dire dans une longue file d'attente, etc.

Pétrie de cette lumineuse philosophie et troublée par ses récents déboires amoureux, Nadia se trouve le lendemain impliquée dans un petit accident. Circulant sur la file de droite d'une voie double, elle s'avise soudain que la route qu'elle doit emprunter démarre sur sa gauche. Elle déboîte brusquement vers la gauche. Elle découvre alors que l'automobiliste à qui elle coupe la route s'apprête à l'éperonner de la manière la plus indélicate : elle stoppe net son véhicule, exactement sur sa trajectoire. Après l'accrochage, encore imprégnée des cruautés exercées à son encontre par la gent masculine, aux-quelles s'ajoute la présente avanie, Nadia amorce ainsi la conversation : « De toute façon, j'avais mis mon clignotant. Comme c'est entièrement de votre faute, ce n'est pas la peine de faire un constat ; vous n'aurez qu'à me rembourser les réparations. »

Cyrille s'était levé ce matin-là nimbé de l'innocence d'un être qui croit que rouler doucement et en faisant bien attention est suffisant pour ne pas avoir d'accident. Conscient que c'est lui qui n'avait pu s'arrêter à temps, il opposa néanmoins à Nadia, avec la plus scandaleuse mauvaise foi : « Moi, je pense que c'est de votre faute à vous et j'aime mieux que l'on fasse un constat. » Un constat fut donc rédigé après que l'un et l'autre furent revenus sur les lieux dresser un croquis. Le plan établi par Nadia, auquel elle tenait tant, pouvait être qualifié de « psychédélique » par Cyrille et par les compagnies d'assu-rances qui lui indiquèrent qu'il n'était en rien responsable du sinistre. Cyrille comprit subitement pourquoi on a inventé les systèmes de navigation GPS : combien de couples ont été sauvés par la technologie qui a toujours raison pour l'itinéraire à suivre, alors que le mari et la femme ne sont jamais d'accord ?

Ce qui frappe Cyrille, du reste, c'est que les femmes lui semblent program-mées pour l'étonner : elles paraissent avoir un raisonnement *inverse* du sien, sans qu'il parvienne à cerner si c'est le reflet d'une intention délibérée ou d'un instinct spontané. Il voit bien, pourtant, que son désir de se rapprocher davan-tage de celle qu'il aime suscite en retour une soudaine réticence à s'engager ; que son désir, l'été, de respirer l'air des montagnes se heurte à

© Groupe Eyrolles

son désir à elle de bronzer au bord de la mer (et réciproquement, selon les années) ; qu'il comprend mal les explications données par une passante interrogée à propos d'une direction, dans une ville inconnue, tandis qu'elle prétend avoir très bien compris...

Cyrille en vient à raisonner à propos des femmes ainsi que le faisait Saint-Exupéry à propos de Consuelo, son épouse (représentée par la rose capricieuse) : « J'aurais dû ne pas l'écouter, (...) il ne faut jamais écouter les fleurs. (...) J'aurais dû la juger sur les actes et non sur les mots. (...) J'aurais dû deviner sa tendresse derrière ses pauvres ruses. Les fleurs sont si contradictoires ! Mais j'étais trop jeune pour savoir l'aimer. » À Cyrille, il semble en effet que les femmes pratiquent la communication façon puzzle : on jette successivement des pièces éparses qui, réunies progressivement dans l'esprit de l'interlocuteur, constituent le message qui n'était pas adressé directement. Par exemple, l'héritière d'une exploitation agricole qui souhaiterait que son amoureux quitte son emploi en région parisienne pour vivre avec elle dans sa ferme laissera progressivement filtrer des informations telles que : « Je ne sais pas comment les gens font pour vivre à Paris » ; « Mon père est malade, il a besoin de moi » ; « Il faudrait quelqu'un pour faire repartir le domaine, mais à l'heure actuelle on n'arrive à trouver personne », etc. Cyrille a l'impression que les femmes vivent plus intensément que les hommes dans leur imagination, dans leurs rêves. Ce qui semble illogique aux hommes dans le raisonnement féminin ne serait que l'expression d'une pensée qui s'adapte au rêve, l'exprime imparfaitement parce qu'elle le saisit imparfaitement ; le rêve est nimbé d'un halo de mystère, il apparaît de façon fugitive. La pensée est souvent trop terre à terre et ne peut saisir la manière par laquelle le rêve pourrait se faire réalité. Cyrille, pour qui la pensée est une fin en soi, se demande s'il n'aurait pas fâcheusement omis une dimension supérieure à la pensée ; et si l'imagination, prérogative des femmes et des génies de tous genres, forme de pensée « irrationnelle » et facilement moquée, ne méritait pas finalement d'être explorée ?

© Groupe Eyrolles

Résumé

Le lecteur l'aura compris : le débat relatif à une forme d'intelligence typiquement masculine, ou féminine, ne fait que débuter. Tout au plus peut-on souligner que les femmes tendent vers une forme de compréhension et de mémorisation plus axée sur les émotions, tournée vers l'explication des *gens* et de *soi-même*. Les hommes excellent dans la capacité à raisonner géométriquement dans un espace à trois dimensions. Au fond, on pourrait se demander si leur aptitude à si bien *voir* et *concevoir* le monde physique ne leur ôte pas, d'une certaine manière, l'envie et l'impulsion pour explorer le monde intérieur de l'âme...

Ainsi va la vie : hommes et femmes s'accordent à croire que leur père est plus intelligent que leur mère. Les femmes sont bien contentes de fréquenter des êtres si brillants intellectuellement (les hommes). Les hommes sont heureux de prodiguer de saines explications à ces gentilles créatures qui en ont bien besoin (les femmes). Le système est bien rôdé, il suffit d'éviter de fâcheux dérapages, tels que les erreurs de raisonnement grossières d'un homme, que *même une femme* n'aurait pas commises... ou bien les femmes *trop intelligentes* qui culpabilisent sournoisement leur conjoint.

Les statistiques ne disent pas combien de couples ont explosé après que l'épouse a proclamé l'offensante conclusion de l'imbécillité du mari...

© Groupe Eyrolles

6

Les hommes sont compétents mais les femmes sont gentilles

Si vous êtes une femme et que vous voulez convaincre des gens, entraîner, diriger un groupe, lisez attentivement ce qui suit. Vous comprendrez que vous faites peur aux hommes. En effet, les hommes se considèrent naturellement doués du talent d'ordonner et de diriger. Si vous leur ôtez cette prérogative, vous leur enlevez du même coup la certitude d'être tout à fait des hommes. Vous êtes peut-être plus compétente qu'eux mais ce n'est pas le problème. Même incompétent, l'homme est né pour être chef. Si donc vous persistez dans votre projet de spolier les hommes de leur légitime prérogative, vous devrez au moins vous faire accepter en vous montrant très gentille, très humaine, très modeste. Peut-être vous pardonneront-ils alors. Dans le cas contraire, ils se vengeront en affirmant que vous n'êtes pas une femme. Vous l'aurez bien cherché. Il ne faut pas

© Groupe Eyrolles

contrarier les stéréotypes. N'oubliez jamais que vous faites partie de *la plus inoffensive partie du genre humain* (Alexandre Dumas*).

Pourquoi les femmes ne devraient jamais avoir l'air sûres d'elles

Dans une recherche menée auprès d'étudiants du Massachusetts[86], on sélectionne tout d'abord, parmi des thèmes variés, les deux seuls qui en moyenne ne suscitent pas de réponses différentes chez les garçons et les filles (« l'âge où l'on peut consommer de l'alcool devrait être abaissé à 18 ans » ; « le gouvernement fédéral devrait accorder des soins gratuits en hôpital de jour aux parents qui travaillent »). Parmi les étudiants de départ, on élimine ceux qui n'ont pas d'opinion bien marquée. On constitue ensuite des paires mixtes ou de même sexe, au sein desquelles on associe systématiquement des étudiants d'avis opposés, qui devront discuter pendant dix minutes de l'un ou l'autre sujet. À nouveau seuls, ces étudiants expriment encore une fois leur avis sur cette question.

Les résultats montrent que, quand elles parlent à un homme, les femmes se font plus prudentes et plus hésitantes que quand elles s'adressent à une autre femme. Ce comportement s'avère efficace puisque les hommes sont davantage influencés par les femmes hésitantes que par les autres femmes. Par ailleurs, les hommes n'interrompent pas leur interlocuteur plus souvent que les femmes.

On comprend au vu de cette expérience que l'on ne peut invoquer un style de discours, une manière de s'exprimer typiquement masculine ou féminine. En l'espèce, du moins pour le style féminin, on voit qu'il n'est pas intangible mais modulé en fonction de l'interlocuteur du moment. Dans une situation où la divergence d'opinion est délibérément induite,

---

*   Dumas, A. (1851), *Ange Pitou*.

© Groupe Eyrolles

les femmes évitent de « prendre de front » leurs interlocuteurs masculins. La femme n'est donc pas « par nature » prudente, réservée ou hésitante. Elle présume de ses chances de succès et module son style en conséquence.

L'homme, au contraire, ne s'adapte pas à son interlocuteur ; comme si, au fond, il était persuadé que c'est son avis à lui qui compte. Et dans l'esprit de celui ou celle qui l'écoute, que cet homme choisisse une manière plus brutale ou plus modérée de faire passer son argumentation importe peu ; il est de toute façon compétent…

Nés pour être chefs

Le bilan de 54 recherches[87] le prouve : ce sont plus souvent des hommes qui sont choisis pour diriger un groupe. Le phénomène se vérifie d'autant plus que les tâches sont simples et plutôt « masculines ».

Une première interprétation consiste à penser qu'un homme sera choisi en quelque sorte « par défaut » pour diriger les débats, dès lors qu'une situation est artificielle, inhabituelle, et n'offre donc pas de points de repère autres que les stéréotypes usuels : quand des gens sont appelés à résoudre avec des étrangers un problème qu'ils ne s'étaient jamais posé, dans un lieu inhabituel (laboratoire d'une université) et selon une procédure qu'on ne rencontre pas dans la vie courante, leur réflexe consiste à laisser un homme diriger les débats. De même si le problème à résoudre est ultra-simple et l'interaction brève (moins de vingt minutes). Dans ces conditions « minimalistes », le plus simple est de s'en remettre au stéréotype éculé mais rassurant du « meneur d'hommes ». Le leadership masculin est aussi renforcé dans une condition basique, qui est celle d'un groupe limité à un homme et une femme. La norme sociale, ici encore, semble exclure qu'une femme prenne ostensiblement le pouvoir sur un homme. L'« humiliation » d'un homme dirigé par une femme paraîtrait sans doute moins flagrante lorsque, par contraste, une femme dirige tout un groupe. L'ascendant de celle-ci sur tel subordonné n'est alors qu'un

© Groupe Eyrolles

aspect parmi d'autres des interactions multiples au sein du groupe. Et cet homme peut même être réputé indépendant ou en marge, voire contestataire. Il redevient un homme véritable...

On confie plus systématiquement le pouvoir aux hommes lorsqu'il y a autant d'hommes que de femmes dans un groupe que dans le cas où il y a une majorité d'hommes ou de femmes. Curieusement, un groupe essentiellement masculin se permet plus souvent qu'un groupe dont les effectifs sont équilibrés d'élire une femme pour le diriger ; la parité rend peut-être plus saillante l'appartenance sexuelle, la confrontation possible, et ravive les stéréotypes de genre habituels, tels que « le chef est un homme ».

Dans ce genre d'expérience, lorsque les femmes ne sont pas choisies pour chef, c'est surtout parce qu'on les imagine prêtes à investir le domaine relationnel, et que ce registre ne convainc pas toujours (aussi bien hommes que femmes) qu'il est de nature à résoudre le problème immédiat, parfois urgent, posé au groupe. Pourtant, en situation réelle, les problèmes à surmonter sont souvent complexes, impliquent une part de psychologie, la capacité de négocier ou de maintenir sur la durée la cohésion du groupe ; alors les femmes ont de meilleures chances d'être choisies pour chefs. Tous les problèmes ne se réduisent pas, comme dans certaines expériences, à classer par ordre d'importance croissante les accessoires ou options les plus nécessaires lors de l'achat d'une voiture...

En fait, la réalité montre qu'hommes et femmes ne diffèrent pas vraiment dans leur tendance à adopter des comportements « socio-émotionnels » (veiller au bien-être des salariés, à la cohésion de l'équipe, se montrer bienveillant envers les subordonnés...). Le style du dirigeant tient plus aux exigences du rôle qu'il assume qu'à son sexe : des femmes occupant un poste où l'on doit se montrer directif, sûr de soi, voire autoritaire, adoptent cette attitude aussi souvent que des hommes[88]. Cette constatation n'empêche pourtant pas les uns et les autres de continuer à croire en un style de direction « typiquement féminin » où se manifesterait une

© Groupe Eyrolles

plus grande *sensibilité aux individus* (en se montrant juste, intuitif, communicatif, humain, en prodiguant des encouragements…) – par opposition à l'orientation supposée « masculine » vers la *réalisation de la tâche* (être axé sur le succès de sa carrière, la performance, l'efficacité, se montrer indépendant, courageux, dynamique, sûr de soi…)[89].

Globalement, les femmes sont *un peu* moins inhibées dans leur capacité à assumer le leadership d'une relation ou d'un groupe :

- lorsqu'elles possèdent une bonne expertise du domaine à traiter ;
- lorsqu'elles détiennent du pouvoir ;
- lorsque les interactions sont suffisamment durables pour permettre une meilleure connaissance des talents et de la personnalité de chacun ;
- lorsqu'elles possèdent un tempérament « dominateur »[90].

Même dans ce dernier cas, une femme « dominatrice » mise en présence d'un inconnu peu sûr de lui tend le plus souvent à lui laisser « officiellement » la prééminence ; persistance de ce que l'on nommait jadis des « convenances »… Le malheureux, qui ne demandait rien, se voit amené tacitement à jouer temporairement le rôle du chef.

Dans quel cas peut-on pardonner à une femme d'être compétente ?

Il faut tout d'abord qu'elle fasse la preuve de sa compétence

On a demandé à des managers* d'évaluer des candidatures à un poste de vendeur ou de comptable[91]. Ils ont dénombré trois tactiques déployées par le candidat lors de l'entretien d'embauche : *rationalité* – le candidat

---

* Directeurs marketing ou contrôleurs financiers.

© Groupe Eyrolles

explique qu'il a utilisé la logique pour résoudre un problème, il s'appuie sur ses qualifications... *échange* : il a ajusté l'heure d'un rendez-vous pour rendre service au recruteur, il propose de s'adapter à l'entreprise en suivant une formation en informatique, il propose de renoncer à ses vacances d'été pour répondre aux urgences de l'entreprise... *assertivité* : il a contacté l'entreprise pour décrocher un entretien, il a souvent pris des initiatives dans ses fonctions précédentes, il demande une réponse avant telle date...

Il en ressort que l'on a plus de chances d'être embauché si l'on est un homme assertif ou une femme rationnelle. En outre, on constate logiquement que le candidat au poste de vendeur doit être assertif, et le futur comptable, rationnel.

En filigrane, cette expérience semble indiquer que la femme doit faire la preuve de sa rationalité ; on la soupçonne d'être émotive, peut-être irrationnelle et irréfléchie. Elle doit donc prévenir cette critique avant qu'elle ne se soit exprimée. Par ailleurs, la stratégie masculine consistant à se montrer direct, incisif, voire autoritaire ne paraît pas adaptée lorsqu'une femme doit convaincre de sa valeur professionnelle.

Trop injuste

Supposons à présent que l'on donne à une femme l'occasion de démontrer une compétence précise et irréfutable. C'est ce que l'on a fait dans une recherche où un groupe de discussion devait décider de l'attribution d'un droit de garde et d'éventuels droits de visite, dans le cadre d'un divorce[92]. Chacun des participants reçoit avant la phase de discussion des informations relatives à cette famille : relations des parents entre eux, des parents avec leur enfant, relations avec le voisinage, etc. Là où certaines informations sont communes, d'autres ne sont confiées qu'à l'un des participants du groupe de discussion. Ces informations exclusives sont donc cruciales pour débloquer efficacement ce conflit familial. Or, on constate que ces informations décisives, qui donnent un surcroît de compétence à son détenteur, ne sont que rarement reprises par le groupe lorsqu'elles

© Groupe Eyrolles

émanent d'une femme : 12,5 % des interventions basées sur ces informations exclusives détenues par une femme sont ultérieurement reprises et discutées dans le groupe, contre 72 % lorsqu'elles émanent d'un homme. Par comparaison, dans le cas des informations communes, connues de tous, ces proportions sont respectivement de 28 % et de 55 %.

On voit donc que les femmes sont toujours moins écoutées que les hommes : on les laisse gentiment parler, mais on n'écoute pas vraiment ce qu'elles essayent d'exprimer – hommes et femmes confondus, d'ailleurs. De plus, les informations décisives et confidentielles qu'elles peuvent donner au groupe suscitent une défiance encore plus grande. Peut-être les soupçonne-t-on d'avoir trop d'imagination, d'affabuler lorsqu'elles disent quelque chose que leurs collègues ignorent. L'expert, le seul, le vrai, la personne spécialement bien informée à qui on peut s'en remettre en toute confiance est forcément un homme !

Pour une femme, être compétente ne suffit pas, il faut aussi qu'elle soit aimée

On a montré que les possibilités d'influence augmentent avec le niveau de compétence, et en fonction de la sympathie éprouvée envers celui ou celle qui cherche à nous influencer. Mais la sympathie joue une plus grande part dans l'influence féminine que dans l'influence masculine[93]. Les femmes qui affichent une forte compétence (associée spontanément à l'idée d'un statut élevé) menacent les hommes dans leur statut, leur position dominante supposée et, au-delà, dans leur identité. Pour ne pas effrayer ou irriter des hommes jaloux de leurs prérogatives, elles doivent donc leur montrer qu'elles ne veulent pas usurper leur statut. Et cela se fera en affichant des signes d'un comportement « social », des signes de reconnaissance, d'acceptation, d'empathie envers l'autre : gestes d'acquiescement, sourires, comportement chaleureux, attitude de confiance ou de soumission… C'est pourquoi des femmes qui combinent

© Groupe Eyrolles

ces signes de chaleur affective avec des marques de compétence (langage rapide, sans hésitations, clair) parviennent à être aussi influentes que des hommes « seulement compétents », et plus influentes que des femmes seulement compétentes[94]. Le portrait stéréotypé de la femme est celui d'un être « consensuel ». Un désaccord direct exprimé par une femme est plus susceptible d'être interprété comme un signe d'hostilité ou de tension[95]. Aussi la femme, pour surmonter les résistances masculines à son influence, doit-elle jouer du registre relationnel et inspirer la sympathie.

Ce n'est pas la réussite elle-même que l'on reprocherait à des femmes ayant démontré leurs capacités professionnelles, mais la transgression d'une norme de féminité. Une femme qui prévient ce grief pourra être évaluée favorablement.

Délit de réussite

Pour démontrer cette hypothèse, une simulation a eu lieu où il s'agissait d'évaluer un manager de haut niveau (qui selon les cas se prénomme James ou Andrea), « vice-président des affaires financières »[96]. L'évaluation de ce manager fictif porte sur la sympathie qu'il inspire, le fait qu'on aimerait l'avoir pour chef, et sur divers attributs présumés « hostiles » (caustique, arriviste, manipulateur, égoïste). Ses prérogatives et son comportement ont beau être les mêmes, Andrea est supposée être *moins aimée, moins appré-ciée en tant que chef*, et *plus hostile* que James ! Il suffit que l'on fasse de ce manager un être sensible aux besoins de ses employés, soucieux de maintenir un climat positif, qui encourage la coopération et l'entraide mutuelle et ravive le sentiment d'appartenance à l'entreprise, etc. pour qu'Andrea cesse d'être évaluée défavorablement. C'est le cas aussi lorsqu'on glisse dans le descriptif la concernant une phrase indiquant qu'elle a deux enfants. Elle semble par là retrouver la féminité qu'on la soupçonnait sinon d'avoir sacrifiée sur l'autel de la réussite professionnelle.

Elle redevient en revanche « infréquentable » dès lors que les qualités humaines qu'on l'a vue déployer dans ses fonctions de responsable sont

© Groupe Eyrolles

attribuées à sa hiérarchie (elle ne faisait qu'obéir à un chef « éclairé », ou respecter la nouvelle politique managériale de l'entreprise). La seule femme qui mérite sa réussite professionnelle est celle qui possède personnellement des qualités de cœur suffisamment développées pour attester qu'elle ne transgresse pas le rôle féminin traditionnel.

Les femmes modestes ne peuvent pas être dangereuses (?)

Lors d'une simulation de situation professionnelle[97], on demande à des étudiants de lire le récit d'une cérémonie de récompense d'un salarié, félicité pour avoir obtenu la meilleure productivité de l'entreprise au cours des trois dernières années. À ces félicitations, cet employé, qui selon les cas s'appelle Jane ou John, répond de façon prétentieuse (« je savais que j'allais gagner »), ou bien avec une modestie relative (« j'en avais entendu parler – de cette réussite –, sans que cela soit officiel »), ou encore avec une grande modestie (« je pense que c'est surtout de la chance »). On demande aux étudiants qui prennent connaissance de ce récit d'y réagir en se mettant dans la peau d'un cadre de l'entreprise ou bien d'un collègue de l'employé récompensé.

Les résultats indiquent tout d'abord que le vantard est toujours le plus mal perçu. Ensuite, que la très grande modestie est mieux perçue qu'une modestie relative lorsqu'il s'agit d'une femme, ou lorsque l'évaluateur est un collègue de travail. Inversement, une modestie relative suscite les appréciations les plus flatteuses dans le cas où l'employé est un homme, et quand il est évalué par un responsable de l'entreprise.

L'homme trop peu ambitieux pourra être accepté comme tel par des collègues qui, ainsi, ne sentiront pas de sa part une volonté de « brûler les étapes » à leur détriment. Ses chefs, au contraire, préféreraient le voir un peu plus actif et décidé dans son travail au quotidien. Mais globalement,

© Groupe Eyrolles

on attend de lui plus d'ambition que de la part d'une femme. Celle-ci séduit au contraire lorsqu'elle se montre réellement modeste.

Plus une femme est perçue comme compétente, moins on a de sympathie pour elle et de désir de la rencontrer à nouveau, etc.[98] Et inversement. C'est dire que la femme paie en quelque sorte chèrement l'impression qu'elle peut produire d'être aussi compétente qu'un homme. On lui retire alors le crédit des qualités traditionnellement considérées comme féminines – au premier rang desquelles, le pouvoir de plaire ou de séduire.

L'humilité semble être depuis toujours un attribut typiquement féminin et le gage que la femme ne vise pas à détrôner l'homme. L'homme est au fond un éternel fanfaron, prêt à se vanter, selon les époques, de ses hauts faits d'armes (il est entré dans la Résistance en septembre 1944), des clients qu'il a complètement mystifiés (mais ils étaient malheureusement insolvables quand ils ont signé le contrat), ou des ravages qu'il exerce dans les rangs de la gent féminine (le *Don Giovanni* de Mozart se vante d'avoir possédé 1 003 femmes...). Quand on interroge des hommes à propos de leur QI (quotient intellectuel) et de celui de leurs proches, ils évaluent en moyenne leur score et celui de leur père plus favorablement que ne le font des femmes. De plus, hommes et femmes croient que leur père est plus intelligent que leur mère[99].

Même compétente, comme dans l'expérience précédente où seule la qualité du travail accompli justifiait une récompense, une femme doit rester modeste si elle veut qu'on lui « pardonne » sa réussite.

À quoi bon posséder des compétences quand il suffit d'être hyper-féminine pour arriver à ses fins ?

L'hyper-féminité a été définie comme une adhésion exagérée au rôle féminin, considéré sous l'angle des relations hétérosexuelles. Les femmes

© Groupe Eyrolles

hyper-féminines croient avant tout que leur sort est conditionné par la relation qu'elles peuvent entretenir avec un homme, et que la sexualité est un instrument leur permettant d'entretenir cette relation. Elles ont tendance à avoir une attitude plus négative que d'autres envers les femmes. Elles adoptent plus souvent une idéologie familiale traditionnelle. Elles considèrent que le mariage est plus important qu'une carrière, mais qu'un bon mari doit avoir réussi socialement et occuper un emploi prestigieux[100]. Elles placent une relation de flirt ou d'amour avant toute autre considération (telle que l'amitié) ; elles ne dédaignent pas de rendre sciemment un homme jaloux pour qu'il s'intéresse à elles. Le centre de leur vie, c'est l'homme qui partage leur existence : ses désirs et ses préoccupations passent avant les leurs.

Permis de séduire

Dans une mise en œuvre concrète du concept d'hyper-féminité[101], on part d'une idée à laquelle les étudiants américains des deux sexes sont opposés (« l'habitude de donner des pourboires devrait être abandonnée »). Un argumentaire à visée persuasive est construit autour de ce thème. Mais il est agrémenté de diverses phrases qui témoignent de l'hyper-féminité de leur auteur. Les 201 étudiants qui écoutent cet argumentaire assorti de réflexions très personnelles doivent ensuite indiquer si l'on a réussi à les faire changer d'avis.

Globalement, la femme dénuée d'hyper-féminité est celle qui est perçue comme la plus douée de compétences et de connaissances. La femme hyper-féminine donne l'impression d'être plus attirante physiquement (bien que l'on n'entende que sa voix). Les hommes, surtout, éprouvent pour elle plus de sympathie. Ils déclarent même qu'ils aimeraient avoir un rendez-vous avec elle, ou qu'ils pourraient l'épouser ! Il apparaît enfin que les hommes se disent plus souvent convaincus par l'argumentaire lorsqu'il est présenté dans sa version hyper-féminine. Les femmes, au contraire, sont plus convaincues par la version dénuée d'hyper-féminité.

© Groupe Eyrolles

On voit donc que les hommes sont influencés (ou font semblant de l'être) lorsque la femme emploie une stratégie de séduction classique. Ils aiment se montrer « magnanimes » envers une femme qu'ils croient plus ou moins idiote et désemparée. Les femmes, quant à elles, semblent réfuter le modèle humiliant de la « femme-objet ».

Les femmes aussi peuvent être méchantes...

... mais au moins elles ont mauvaise conscience. Les expériences précédentes nous ont appris que les femmes ont plus de chances d'acquérir de l'influence lorsqu'elles jouent sur le registre affectif, relationnel ou sentimental. Lorsqu'elles se manifestent sous une apparence de modestie, de douceur ou d'empathie. Lorsqu'elles montrent qu'elles pensent plus aux autres qu'à elles-mêmes. Mais savons-nous finalement si ce n'est que comédie, tactique d'influence pour parvenir à leurs fins ? La femme est-elle réellement aussi gentille qu'elle en a souvent l'air ?

Permis de tuer

Un début de réponse se trouve dans la célèbre expérience de Stanley Milgram, menée à l'université de Yale[102]. Le but est ici de savoir jusqu'où des gens ordinaires peuvent aller par respect de l'autorité. Milgram explique à ses « cobayes » qu'il teste l'effet « de la punition sur l'apprentissage ». On procède à un tirage au sort pour déterminer qui, des deux participants, va jouer le rôle d'un élève devant mémoriser des associations de mots, et qui va jouer le rôle d'un professeur s'assurant que ces associations ont bien été apprises. L'expérience est basée sur la punition infligée à l'élève à chaque nouvelle erreur, sous forme de l'administration d'un choc électrique. Ces chocs sont gradués de 15 volts en 15 volts. La première erreur déclenche donc l'administration d'un choc de 15 volts. À la deuxième, on passe à 30, et ainsi de suite, graduellement, jusqu'à un maximum autorisé par le matériel que le sujet « naïf » a face à lui, de 450 volts. Le tirage au sort est truqué : l'élève est toujours un complice de Milgram, d'allure

© Groupe Eyrolles

sympathique. L'homme est sanglé sur une sorte de chaise électrique. Les chocs électriques sont factices, mais le faux élève est un bon comédien qui simule progressivement des souffrances de plus en plus insupportables, puis pousse un râle et ne répond même plus aux questions. On veut donc savoir jusqu'où (jusqu'à quel voltage) ira le sujet naïf que l'on met en situation de torturer, au nom de la science, un homme de surcroît sympathique. À chaque hésitation de sa part, Milgram l'invite à poursuivre au moyen d'exhortations de plus en plus fermes :

- « je vous prie de continuer » ;
- « l'expérience exige que vous continuiez » ;
- « il est absolument indispensable que vous continuiez » ;
- « vous n'avez pas le choix, vous devez continuer ».

Si le participant naïf refuse toujours, à l'issue de toutes ces pressions verbales, de poursuivre, l'expérience prend fin.

Cette recherche a donné lieu à de très nombreuses variantes, parmi lesquelles l'une consistait à vérifier le degré de soumission des femmes. Sachant que les femmes se soumettent, en moyenne, plus facilement que les hommes à des tentatives d'influence, on pouvait présumer ici d'un taux d'obéissance plus élevé. Cependant, elles sont moins agressives que les hommes, et plus sensibles à la douleur d'autrui. Elles auraient donc tendance à compatir davantage aux souffrances de la victime. Les femmes réagissent finalement en obéissant encore un peu mieux que des hommes soumis à des conditions identiques : 65 % vont jusqu'au bout de l'expérience (450 volts), contre 62,5 % des hommes. Mais la différence tient surtout au fait que ces femmes, selon Milgram, « ont éprouvé dans l'ensemble un conflit d'une intensité supérieure ». Elles ressentent le conflit qui existe entre le rôle maternel (douceur, tendresse, affection) et ce qu'elles sont en train de faire. Elles insistent sur le respect de l'ordre qui leur a été donné (posture de soumission qui ne déroge pas au rôle féminin traditionnel), mais manifestent pourtant des signes de tension et d'anxiété, car la tâche ignoble qui leur a été confiée est incompatible avec la mission traditionnelle de la femme, qui donne la vie et veille sur elle (les infirmiers, par exemple, sont traditionnellement beaucoup moins nombreux que les

© Groupe Eyrolles

infirmières). Soigner, nourrir, se dévouer sont des rôles en adéquation avec l'image traditionnelle de la femme. Mais faire souffrir, ne pas venir en aide malgré les supplications de l'élève, aucunement.

Les femmes apparaissent donc en définitive légèrement plus obéissantes que les hommes, tout en éprouvant plus vivement le déchirement de leur sensibilité lorsqu'on les a amenées à mal agir.

Les femmes dominantes veulent seulement rendre service

Julien a lu l'ouvrage de Bourdieu intitulé *La Domination masculine* et, bien que la thèse soit brillante, il se demande si le concept est toujours d'actualité... Son supérieur hiérarchique est une femme, de même que l'actionnaire principal de l'entreprise. Julien a été recruté par un consultant qui était une consultante. Le responsable du personnel est une femme. Julien est par ailleurs l'heureux auteur d'un ouvrage consacré à la *Phénoménologie dialectique du raisin sec en milieu subtropical*, et l'éditeur qui s'est enthousiasmé avec lui pour ce projet capital est une éditrice. Ce sont autant de femmes, pense Julien, que je dois veiller à ne pas trop contrarier ; il y a aussi ma femme, qui est une femme. Le lecteur estimera hâtivement cette précision superflue, voire incongrue. En fait, il n'en est rien car Julien connaît au moins un cas controversé. « La » dirigeante en question a la réputation d'être plus hermaphrodite que femme. Une possibilité serait que la rumeur ait été inventée pour mettre un comportement avéré – particulièrement masculin – en conformité avec l'anatomie qui est censée en rendre compte. Une femme qui est vraiment une femme doit avoir une « nature », un caractère féminins. Et donc, par induction : si le comportement n'est pas féminin, c'est que les organes génitaux et/ou le taux d'hormones sont anormaux (masculins).

Julien se demande si les femmes qu'il a rencontrées en entreprise diffèrent des hommes exerçant des fonctions analogues. L'une veille à écarter tout conflit naissant, se montre conciliante quoi qu'il en coûte, espère toujours que des interlocuteurs irascibles finiront par s'adoucir. Mais Julien connaît aussi *un*

© Groupe Eyrolles

responsable que l'on peut raisonnablement qualifier de *courageux par derrière*, qui ose dire tout ce qu'il pense, mais jamais en face. Si les comportements diffèrent peu, c'est le regard porté sur l'un et l'autre qui les distingue : il est plus sévère pour le second, qui s'éloigne de la conduite attendue d'un homme.

Julien pense aussi à cette femme qui dirige par l'entremise de son mari, directeur général d'une entreprise importante. Sa qualité d'épouse semble apparemment lui conférer d'éminentes capacités de décision ; un détail cependant lui échappe : l'impopularité de son mari croît au fur et à mesure qu'il applique les conseils « avisés » de sa femme. À l'un comme à l'autre, personne n'osera conseiller de lire *La Mégère apprivoisée* de Shakespeare (1593), pièce à la morale aujourd'hui scandaleuse (« Ton mari est ton seigneur, ta vie, ton gardien, ton chef, ton souverain »*). À y regarder de près, pourtant, la situation archétypique de la femme qui dirige par l'intermédiaire de son mari pose un réel problème : qui, de l'un ou de l'autre, a été élu, nommé, choisi pour mener l'entreprise vers ses objectifs ? Qui possède les compétences requises ? Est-il légitime qu'un dirigeant de fait, officieux, se substitue dans le processus de prise de décision au dirigeant officiel ? Légitime que les décisions acquises collégialement soient suivies d'effets contraires après que le patron a reçu ses directives de sa femme ? On ne devrait jamais négliger les idées toutes faites, le sens commun, parce que, fondés ou infondés, ce sont eux qui organisent le destin social de tous. Marie-Antoinette faisant et défaisant les ministres au gré de son humeur, menant Louis XVI tel un enfant docile est un stéréotype qui, bien exploité, aura beaucoup fait pour les perdre l'un et l'autre. Peut-être le peuple, plus machiste que les « élites », est-il réticent à l'idée qu'un homme, surtout emblématique, soit faible face à sa femme.

Julien repense aussi à ces femmes fraîchement admises à des fonctions de direction, et manifestant ingénument tous les signes d'une promotion excédant leur niveau de maturité : autoritarisme primaire à l'adresse des anciens camarades ; abondantes crises de larmes chaque fois que leurs projets sont

---

* *In* Shakespeare, *Œuvres complètes,* I, Gallimard, 2001.

© Groupe Eyrolles

remis en cause, jusqu'à ce que l'on ait cédé à leurs caprices ; menaces et chantage à la démission, etc. Mais, hormis les larmes, dans ce cas dites « de crocodile », Julien a bien conscience d'avoir rencontré des dirigeants de sexe masculin présentant eux aussi tous les signes de l'abus de pouvoir et d'une fâcheuse confusion des registres professionnel et personnel ; avec ce message implicite permanent : « Si tu n'acceptes pas aveuglément toutes mes décisions, c'est que tu me détestes et que tu es mon ennemi. »

Mais les hommes sont sans doute plus démunis face à des femmes qui usent du registre affectif. Le cocktail « incompétence + méchanceté + larmes » a encore de beaux jours devant lui. On ne peut tout de même pas accabler une femme qui pleure ni lui faire remarquer l'inanité de ses suggestions...

© Groupe Eyrolles

Résumé

Le lecteur l'aura compris : les femmes ne sont ni plus ni moins autoritaires que les hommes. Cependant les rôles ne sont pas entièrement interchangeables. Si l'on doit choisir un chef entre un homme autoritaire et une femme hésitante, tout est simple parce que conforme à une vision stéréotypée. L'affaire se complique lorsqu'il s'agit de trancher entre un homme timoré et une femme énergique. Ce sera souvent cette dernière qui, prudente, cherchera plutôt à mettre en avant un homme peu désireux de s'imposer. Pour sauver les apparences, rester en accord avec un stéréotype que tous considèrent pourtant comme dépassé. Mais l'idéologie *déclarée* ne coïncide pas forcément avec l'idéologie *appliquée* dans la vie de tous les jours. Les mentalités changent en apparence, alors que se maintiennent des croyances diffuses, ou une conscience latente de ce qui est bien ou mal perçu par *les autres*. « Les autres »… Ce que « les gens » pourraient dire ou penser, voilà ce qui nous force à infléchir notre comportement. C'est en vertu de ce regard « des gens » qu'une femme arrogante est presque scandaleuse ; qu'une femme très autoritaire n'est plus vraiment une femme ; qu'une femme dont le raisonnement semble conforme à la logique masculine pourrait éventuellement être admise à diriger.

Ainsi va la vie : les hommes trouvent naturel de donner des ordres et d'être obéis ; les femmes se défient des hommes timorés et se flattent d'avoir de l'ascendant sur des hommes dominants. Donc, d'être le chef d'un chef. Mais cela doit s'opérer dans la plus grande discrétion. Les hommes, en vrais professionnels qu'ils sont, ne sauraient entacher l'objectivité de leur raisonnement en sollicitant l'avis d'êtres irrationnels (les femmes). Il faut sauvegarder les apparences. Donc aucun dirigeant n'est censé avoir sollicité, ou seulement écouté, l'opinion de sa femme sur des sujets dont elle ignore tout. De même, aucun président de la République n'a sollicité les conseils de sa clairvoyante attitrée afin de diriger la nation au mieux de ses intérêts personnels et de son score de popularité. Où irait-on si les hommes avaient besoin des femmes pour combler les lacunes de leur raisonnement si parfaitement cartésien ?

© Groupe Eyrolles

7

Les hommes sont indépendants mais les femmes sont aimantes

Films, romans, journaux nous l'inculquent tous les jours : les femmes ne sont pas sérieuses, elles ne pensent qu'à l'amour. Elles jettent leur dévolu sur des hommes qui n'auront pas l'impudeur de dire non. Elles allument dans les cœurs de jolis petits incendies, sans se soucier des conséquences – ou plutôt, en escomptant des conséquences qui leur seront favorables. Fidèles à l'esprit de Mlle de Scudéry, elles reprennent à leur compte son injonction : « Il faut que tous les hommes soient amoureux et que toutes les dames soient aimées »* – on observera ici la tournure « il faut que », dénotant la présence d'une *norme sociale*. La femme qui ne parvient pas à se faire aimer est hors-norme car inapte à séduire. L'homme peut choisir

---

*   Madeleine de Scudéry (1649), *Artamène ou le grand Cyrus*.

© Groupe Eyrolles

la femme qu'il préfère, mais il *doit* en choisir une. Car un homme bien fait de sa personne qui ne courtise aucune femme représente un désespérant gâchis...

Cela étant, l'amour n'est pour les hommes qu'une activité parmi d'autres. Une fois démontré leur pouvoir de séduction, ils ont tendance à se désintéresser quelque peu de l'affaire ; les femmes, seules spécialistes de ce domaine, assumeront la charge de fomenter de nouvelles stratégies de séduction et d'organiser de sournois et ludiques « guet-apens » amoureux.

Les hommes sont seuls mais les femmes sont avec les hommes

On a pu montrer qu'hommes et femmes diffèrent dans leur façon de raconter leurs histoires d'amour[103]. Les femmes tendent à se mettre en scène comme « débordées » par leurs passions, habitées d'émotions qui s'imposent à elles de manière souvent impérieuse, parfois incontrôlable. Intensité et expressivité émotionnelle qui doivent pallier ce qu'elles ressentent comme l'inexpressivité émotionnelle des hommes et leur difficulté à faire face à leurs sentiments et à les exprimer. Elles s'estiment donc en charge de la totalité du « travail émotionnel » du couple, de l'expression des sentiments et des « soins » émotionnels prodigués au conjoint. Les hommes, de leur côté, se présentent comme rationnels, capables de ne pas se laisser entraîner par des sentiments éruptifs, non maîtrisés ou improductifs. Ils insistent sur le caractère pensé, délibérément construit, des choix amoureux ; la sélection d'une partenaire doit s'inscrire dans un choix de vie, être la relation la plus appropriée.

Dans cette acception, la vie *à deux* est une sorte de réalisation *personnelle*, parmi d'autres. Car hommes et femmes n'ont pas la même propension à se concevoir comme membres d'une « équipe »...

© Groupe Eyrolles

Diverses recherches ont permis d'établir qu'hommes et femmes n'ont pas le même type de définition d'eux-mêmes. Les hommes tendent à s'imaginer *indépendants*, différents, séparés des autres, poursuivant des buts individuels, affirmant au besoin leur individualité en dominant les autres. Les femmes, au contraire, ont une vision plus *interdépendante* d'elles-mêmes. Elles se définissent en relation avec les autres, comme si les autres faisaient partie d'elles-mêmes[104].

Dans une expérience où l'on demande à des gens âgés de 18 à 49 ans de sélectionner douze photos qui doivent donner une image de ce qu'ils sont (photos qui « doivent vous décrire comme vous vous voyez vous-même »)[105], on constate que même sans passer par le biais du langage, hommes et femmes diffèrent. Les femmes incluent plus de photos d'elles-mêmes en compagnie d'autres personnes : amis, parents, ou simplement des gens à l'arrière-plan. Elles privilégient aussi des photos où elles sourient (donc, vraisemblablement, à quelqu'un, même si ce quelqu'un ne figure pas sur la photo), des photos où il y a un contact physique entre les personnages. Et, à défaut de faire figurer d'autres personnes parmi leur choix de photos, elles en sélectionnent où figure un animal de compagnie, que souvent elles tiennent dans leurs bras ou caressent. Les hommes proposent plus de photos où on les voit seuls, souvent pratiquant une activité physique, un sport ; plus de photos de leur voiture ou de leur moto : ces véhicules semblent considérés comme faisant partie d'eux-mêmes ou, tout au moins, de leur vie. C'est la version moderne d'Alexandre le Grand et de son cheval Bucéphale. C'est avec ce cheval que le roi de Macédoine a fait toutes ses conquêtes, en l'espace d'une dizaine d'années ; et la mort de Bucéphale, enterré sous un mausolée grandiose, a coïncidé avec la fin des conquêtes et a préludé à la mort du conquérant.

Les hommes, ainsi, se sentent liés à l'instrument de leur action dans le monde. On leur prête une attitude *instrumentale* : il s'agit pour eux d'agir sur le monde, sur les événements et sur les gens.

© Groupe Eyrolles

Il est possible de mesurer cette tendance à une attitude indépendante, ou interdépendante, en demandant de réagir à des formulations[106] :

- d'indépendance : « je préfère être direct et franc quand je discute avec quelqu'un que je viens de rencontrer », « j'aime être unique et différent des autres », « bavarder pendant un cours n'est pas un problème pour moi »... ;

- d'interdépendance : « ma joie dépend de la joie de ceux qui m'entourent », « j'ai souvent l'impression que mes relations avec les autres sont plus importantes que mes réalisations personnelles », « je donnerais ma place dans le bus à mon professeur »...

On a ainsi montré[107] que sentiment d'indépendance, estime de soi et sentiment de bien-être sont liés. Tout cela semble indiquer qu'on arrive plus aisément à se trouver content de soi et de son sort en misant sur son action personnelle qu'en espérant des relations positives avec les autres. Il n'est jamais certain que l'on parvienne à être remarqué, apprécié, aimé, soutenu comme on le souhaiterait ; on développe donc une plus grande vulnérabilité en misant sur des réactions humaines qui, par essence, nous échappent toujours... à moins d'être particulièrement charismatique.

Chez les hommes, le sentiment de bien-être découle de l'estime de soi, mais non de l'harmonie des relations avec les autres : ils peuvent se disputer, entrer en conflit avec des rivaux, et considérer que tout va pour le mieux. Les femmes, au contraire, se sentent bien si elles ont une bonne image d'elles-mêmes (à un degré moindre que pour les hommes) et, simultanément, si elles vivent au sein d'un réseau de relations harmonieuses.

Les hommes peuvent s'affirmer avec ou contre les autres, et se sentir forts et indépendants. Les femmes prêtent davantage le flanc à des souffrances émanant de la définition qu'elles donnent d'elles-mêmes en tant qu'êtres *relationnels* : elles peuvent se sentir rejetées, incomprises ou dépendantes.

© Groupe Eyrolles

L'une des conséquences de ce trait fondamental tient à leurs réactions lors de conflits conjugaux. Il existe un schéma récurrent que l'on a nommé demande/retrait. On a constaté[108] que les femmes tendent à être en demande, sur le plan émotionnel ; elles cherchent à élucider les sources de conflits ou leurs sources de mal-être, elles expriment leurs attentes, elles posent des questions relatives au devenir du couple. Pendant ce temps, leur mari ou leur compagnon « fait le gros dos », ne répond pas ou répond à côté de la question, se retire de la situation de conflit, adopte une attitude de « retrait », passive et défensive. Ce schéma s'auto-entretient puisque le mari se retirera d'autant plus de la relation que sa femme le « harcèle » de demandes émotionnelles, de critiques jugées irrationnelles auxquelles il ne sait ni ne souhaite répondre. L'épouse, de son côté, justifie son insistance ou son agressivité par l'attitude désobligeante et quasi « autistique » de son mari, qui refuse toute communication sur des sujets importants (tels que le devenir du couple, leur amour, etc.). Si au sein des couples les femmes tendent à provoquer le conflit et les hommes à l'éviter, c'est peut-être en raison de leurs modes de socialisation respectifs. Les femmes, de qui l'on attend davantage d'expressivité émotionnelle et de comportements d'affiliation (créer des liens avec autrui), auraient peur du rejet et de l'abandon par l'autre. Les hommes au contraire, à qui l'on a appris qu'ils devaient s'affirmer et être indépendants, craindraient surtout l'intrusion d'autrui dans leurs projets et leur vie intime, voire l'engloutissement dans une relation. Les femmes s'effrayeraient de l'indifférence à leur égard ou du risque de séparation ; les hommes, d'une excessive intimité, d'une situation d'attachement risquant de les priver de la liberté et de l'autonomie auxquelles ils aspirent.

Paradoxalement, ce sont les hommes, hérauts de l'individualisme, qui bénéficient le plus, au niveau de leur santé, de l'effet protecteur de la vie en couple[109]. L'isolement social est statistiquement associé à un risque plus élevé de maladie ou de décès, et cet effet est généralement plus prononcé chez les hommes. Le mariage semble procurer plus de satisfaction

© Groupe Eyrolles

personnelle aux femmes qu'aux hommes[110], mais aussi plus de soucis quotidiens ; par ailleurs, ce sont surtout les femmes qui, au sein du couple, sont responsables du *travail émotionnel*, du soutien affectif qui semble être au moins pour partie responsable de l'effet protecteur de la vie en couple. Avec ou sans conjoint, elles savent s'investir dans des réseaux amicaux, parentaux ou associatifs susceptibles de compenser l'absence relative ou totale de soutien social *domestique*.

Comment se persuader qu'on est vraiment un homme... ou vraiment une femme

Dans une autre série d'expériences visant à explorer les fondements de l'estime de soi masculine et féminine[111], on a sélectionné des étudiants à forte ou à faible estime d'eux-mêmes. Il leur est demandé d'indiquer leurs talents ou aptitudes les plus remarquables (« très bon nageur », « toutes les filles sont folles de moi », etc.), et d'ajouter chaque fois une estimation chiffrée du pourcentage d'étudiants de la même université qui détiennent un don analogue. Les résultats montrent que les garçons à forte estime d'eux-mêmes se croient plus uniques dans leurs talents que les autres. Ils affirment être détenteurs de talents que personne – ou presque personne – d'autre ne posséderait... On peut en déduire qu'ils estiment bien être des individus « à part », différents des autres. Ils ont une définition d'eux-mêmes indépendante. Mais pourquoi des filles à forte estime d'elles-mêmes ne prétendent-elles pas, elles aussi, détenir des qualités rares ? Peut-être du fait de cette modestie, qui ainsi que nous l'avons vu précédemment, est une sorte d'attribut obligé pour une femme qui se veut féminine. Mais peut-être aussi pour des raisons plus profondes que cette dignité de surface que l'on aurait jadis associée à l'image d'une « honnête femme ».

Dans une deuxième expérience, on demande donc à d'autres étudiants de composer 48 phrases, à partir de 48 mots différents ; chaque fois, la

© Groupe Eyrolles

phrase doit inclure : soi-même, son(sa) meilleur(e) ami(e), le groupe dont on se sent le plus faire partie ou Ronald Reagan. Après une épreuve de diversion, il est demandé aux participants de se remémorer les 48 mots inducteurs. On constate que seules les filles à forte estime d'elles-mêmes se remémorent mieux que les autres les mots à partir desquels elles avaient inventé une phrase mettant en scène leur meilleure amie ou le groupe qui est le plus important à leurs yeux. Or, plus on attache d'importance à une chose, mieux on s'en souvient. Nous avons là une preuve que les relations humaines sont spécialement importantes pour les étudiantes à forte estime d'elles-mêmes.

Laissez-moi rester ce que je suis forcément

Afin de s'assurer qu'il existe une norme sociale enjoignant aux hommes d'être indépendants et aux femmes d'être tournées vers les autres, les auteurs ont procédé à une troisième expérience. Ils proposent à de nouveaux étudiants de participer au « test d'interprétation polysomique Krantz » – épreuve totalement factice inventée pour la circonstance.

On joue alors un mauvais tour aux étudiants à forte estime d'eux-mêmes, en leur faisant croire qu'ils ont un très bon score pour l'aptitude à laquelle ils ne prêtent guère d'importance, et un très mauvais score pour l'aptitude qu'ils privilégient : aux garçons on dit qu'ils ont une très bonne aptitude à l'interdépendance mais une mauvaise aptitude à l'indépendance ; le contraire pour les filles. On les informe alors qu'ils pourraient être amenés à passer une autre version de ce test, et on leur demande d'essayer de prédire leurs résultats dans ce cas.

Il apparaît que les garçons à forte estime d'eux-mêmes tentent de rééquilibrer leur « contre-performance » en faisant croire que lors d'une prochaine passation ils obtiendraient un bien meilleur score de pensée indépendante. Les filles à forte estime d'elles-mêmes compensent de la même façon, en prétendant obtenir la prochaine fois un bien meilleur score de pensée interdépendante. Quant aux étudiants à faible estime

© Groupe Eyrolles

d'eux-mêmes, ils compensent très « mollement » ce qu'ils n'estiment même plus être une contre-performance, habitués qu'ils sont à n'être pas dans la norme : ce sont les garçons « suivistes » et les filles plutôt solitaires.

Ces expériences attestent que finalement, l'estime de soi des hommes les plus « masculins », des femmes les plus « féminines » est un colosse aux pieds d'argile. Qu'on les persuade pendant quelques instants que, pour les uns, ils sont beaucoup moins indépendants qu'ils ne le croyaient, pour les autres, qu'elles sont beaucoup moins sociables qu'elles le devraient, et tout commence à s'effondrer.

Recherche femme belle mais pas trop... et *discrètement* intelligente

Les critères masculins et féminins de choix d'un conjoint diffèrent sensiblement ; on a pu le montrer en demandant[112] à des hommes et à des femmes âgés de 20, 30, 40, 50 ou 60 ans d'exprimer leurs préférences pour un(e) partenaire de l'autre sexe, selon cinq niveaux d'implication : quelqu'un avec qui on pourrait se livrer à des fantasmes sexuels, quelqu'un avec qui on envisagerait une relation sexuelle ponctuelle, quelqu'un dont on tomberait amoureux, quelqu'un avec qui on pourrait avoir une relation durable, et enfin, quelqu'un que l'on aimerait épouser. Chaque fois, il est demandé aux participants de comparer le partenaire éventuel à eux-mêmes. Les résultats obtenus font apparaître une préférence des hommes pour des femmes plus attractives physiquement qu'ils l'estiment être eux-mêmes. Les femmes, quant à elles, préfèrent des partenaires ayant plus d'instruction, de confiance en soi, d'intelligence, une position sociale et un niveau de revenus plus élevés que les leurs. Autrement dit, hormis sur le critère de la beauté physique, les hommes ont bien plus de réticences que les femmes à avouer que leur partenaire pourrait ou devrait les surpasser...

© Groupe Eyrolles

Ces préférences s'avèrent par ailleurs remarquablement stables au cours de la vie, la seule différence notable tenant au souci plus grand, pour les plus âgés, d'une bonne instruction chez leur partenaire. Par ailleurs, à mesure que décroît le niveau d'implication, l'instruction souhaitée diminue également, mais l'exigence de beauté physique augmente ; à cela s'ajoute, pour les hommes seulement, une moindre attente en termes d'intelligence. Tout cela indique que le niveau d'instruction est le ciment d'un mariage ou d'une relation stable. Le capital physique, à l'inverse, pourrait apparaître comme un frein à la stabilité : conserver durablement un partenaire très attractif n'est peut-être pas chose si aisée. Mieux vaut garder le souvenir éblouissant et fugace d'une « créature de rêve » que de se rendre malade, à la fois de jalousie, et dans le souci permanent d'assurer à cette coûteuse conquête le train de vie qu'elle mérite forcément… La rencontre avec une personne trop belle pourrait aussi ne pas s'avérer flatteuse. Mieux vaut viser à sa hauteur qu'endurer des blessures d'amour-propre.

Terrorisme de la minceur

Dans une recherche visant à démonter l'impact du stigmate associé à l'obésité, on a pu démontrer que, contrairement à toute logique rationnelle, les jugements négatifs associés à l'obésité peuvent en quelque sorte se communiquer par contagion à une personne dont la seule faute est de se trouver à proximité d'une obèse[113].

Contagion du stigmate

Des hommes et des femmes sont approchés dans un aéroport ; on leur demande s'ils accepteraient de participer à une étude relative aux « facteurs qui influencent un employeur potentiel dans les phases finales du processus de recrutement ». Ceux qui veulent bien apporter leur concours reçoivent un dossier semblant émaner d'une entreprise finalisant une embauche : documents relatifs à un candidat, accompagnés d'une

© Groupe Eyrolles

photo où on le voit assis à côté d'une jeune femme évaluée de beauté « moyenne » affublée de prothèses « obésifiantes » qui la font apparaître comme étant en très net surpoids.

Les gens interrogés répondent à diverses questions au vu du dossier : est-ce qu'ils recommanderaient de recruter ce candidat ? Comment évaluent-ils ses qualités personnelles et professionnelles ? Dans ces trois domaines, le candidat photographié près d'une jeune femme obèse est lui-même stigmatisé : on ne recommande pas de le recruter, et l'on met en doute ses qualités.

Les auteurs ont alors pensé que cette réaction tenait peut-être à ce que les gens interrogés présumaient d'une relation entre le candidat et sa voisine ; relation fondée sur la désirabilité sociale et l'équité. On se rapprocherait d'une personne possédant le même potentiel de désirabilité sociale que nous. Si le candidat est lié à une femme possédant une caractéristique socialement dévalorisée (l'obésité), c'est qu'il est lui-même porteur de qualités négatives rendant cette relation équitable et donc acceptable.

Lors d'une deuxième expérience, les auteurs ont donc voulu vérifier que la dévalorisation du candidat ne s'opérait que lorsqu'une relation personnelle l'unissait à la femme obèse. Cette fois-ci, ce sont des étudiants ayant accepté de participer à une étude sur le recrutement qui se trouvent amenés à formuler leurs « premières impressions » sur un autre étudiant. Le « candidat » est assis à côté d'une étudiante obèse qui prétend, ou non, être sa « copine ».

On observe encore que l'étudiant assis à côté d'une obèse est dénigré dans les trois domaines : pertinence du recrutement, qualités professionnelles, qualités personnelles. Mais qui plus est, cet effet s'observe indépendamment de la relation ou de l'absence de relation avec sa voisine : qu'ils forment un couple ou qu'ils soient de parfaits étrangers n'y change rien, il est dévalorisé de la même façon.

Lors d'une troisième expérience, les auteurs ont pensé que le stigmate associé au surpoids pourrait se trouver compensé par des qualités. C'est pourquoi l'expérimentatrice demande à la femme obèse si c'est bien elle qui vient de se voir décerner une récompense universitaire prestigieuse.

© Groupe Eyrolles

La jeune femme acquiesce avec modestie. L'expérimentatrice suren-chérit : « Est-ce que vous n'avez pas remporté le prix Baker ? C'est bien ce que je pensais... Il paraît que vous parlez aussi quatre langues ? C'est vraiment impressionnant... Félicitations ! » Le participant naïf, témoin de cet échange, se voit donc informé des qualités intellectuelles de la femme obèse. Or, à nouveau, rien ne change : même surdouée et modeste, cette femme assise à côté du candidat plombe irrémédiablement ses chances de réussite, y compris aux yeux d'un observateur qui se dit tolérant.

Enfin, on constate qu'hommes et femmes sont égaux dans l'absurdité de ce raisonnement. Les femmes ne se montrent pas plus « compatissantes », plus « tendres » ou plus compréhensives que les hommes. Leur jugement est le même.

Cette expérience de psychologie sociale est inconnue du grand public. Mais on peut supposer que toutes les femmes ont ressenti l'oppressante injonction à rester mince comme un fil, à refuser de manger « la » feuille de salade de trop, « la » pomme qui menace de les faire basculer dans la catégorie honnie des « grosses ».

Naïfs quand cela nous arrange

Hommes et femmes nourrissent des illusions relationnelles susceptibles, selon les cas, de préserver une image positive de soi-même, de maintenir une relation existante, mais aussi d'empêcher la formation d'un nouveau lien. Ce dernier cas est à l'œuvre lorsque deux partenaires potentiels hésitent l'un et l'autre à faire le premier pas. On constate alors que chacun d'entre eux raisonnerait de la même façon : « Je ne fais pas le premier pas parce que j'ai peur d'être rejeté(e) » ; « Il (elle) ne fait pas le premier pas parce que je ne l'intéresse pas. »[114] Aucun des deux ne supposant que l'autre raisonne exactement comme lui, ils projettent mutuellement l'idée d'un désintérêt à leur égard et la relation ne peut donc s'amorcer.

© Groupe Eyrolles

Le cas contraire s'observe chez des hommes trop entreprenants, en ce sens qu'ils se sont persuadés un peu vite qu'on leur faisait des avances. On a montré que les hommes tendent à surestimer la signification sexuelle des gestes, attitudes et regards des femmes. Visionnant des séquences d'interactions identiques, les hommes prêtent en moyenne à une femme des intentions sexuelles plus souvent que ne le font les femmes[115]. Si une femme, par exemple, sourit à un homme, celui-ci pourrait bien penser qu'il lui plaît, tandis qu'elle aura juste l'impression de se montrer amicale ou même, simplement, polie. Par ailleurs, les hommes les plus enclins à commettre ce type d'erreur sont ceux qui présentent les caractéristiques suivantes[116] :

- une masculinité « hostile ». Ils acquiescent par exemple à des formulations telles que : « J'ai des relations sexuelles parce que j'aime avoir la sensation que quelqu'un m'est soumis » ;

- une conception « impersonnelle » de la sexualité ; ils déclarent avoir eu un grand nombre de partenaires différentes, en général le temps d'une unique relation, et plébiscitent l'idée d'une sexualité affranchie de l'amour ;

- l'habitude de consommer de l'alcool lors de situations de drague, ou autour du passage à l'acte sexuel.

Les attributions d'intention erronées sont typiques des situations de flirt. Or hommes et femmes divergent dans la signification qu'ils prêtent au flirt[117]. Les hommes, comme nous venons de le voir, attribuent souvent une signification sexuelle au flirt ; pour les femmes, l'objectif est plutôt de créer des liens avec de nouvelles personnes, d'apprendre à mieux se connaître avant d'aller *éventuellement* plus loin. En outre, elles considèrent le flirt comme une activité ludique en elle-même, c'est-à-dire qu'elles s'amusent du processus de séduction sans autre but que de plaire. D'où peut-être le soupçon (masculin) relatif à la femme *manipulatrice*, voire *intrigante*. Alors que c'est sans méchanceté : il s'agit seulement, pour

© Groupe Eyrolles

elles, de passer un moment agréable, et incidemment de vérifier qu'elles détiennent un capital de séduction intact.

L'illusion relationnelle peut se trouver renforcée, bien sûr, par de faibles capacités d'empathie. À en croire les lieux communs, la femme serait supérieure à l'homme dans ce domaine. Seulement, nous l'avons vu, leur aptitude à décoder les pensées ou émotions de leurs proches résulte essentiellement d'un surcroît de motivation[118] ; lorsque des hommes veulent faire preuve d'empathie, ils y parviennent aussi bien que des femmes motivées. Lorsque, à l'inverse, ils préfèrent rester ignorants de ce que leur compagne peut ressentir, ils se drapent avec jubilation dans le stéréotype de l'homme qui « de toute façon ne comprend jamais rien »… La vraie naïveté des hommes (et surtout des hommes jeunes) se situe ailleurs, dans leur adhésion à des croyances romantiques que l'on croit être l'apanage des femmes[119]. Mais les femmes ont beau parler d'amour et, surtout, aimer qu'on leur en parle, elles montrent plus de réalisme que les hommes lorsqu'il est question d'« amour au premier regard », d'« amour qui dure toute la vie » et autres stéréotypes du genre. « L'amour, chez la femme, n'est pas sentimental – il ne l'est que chez l'homme – : il est une volonté de vivre, parfois terriblement dépourvue de sentimentalité, et qui même la conduira au sacrifice de soi. »*

Je trompe ma femme mais ce n'est pas grave puisque je l'aime toujours

On a demandé à des étudiants ce qui les perturberait le plus, dans l'hypothèse où leur partenaire viendrait à s'investir dans une autre relation :

- (A) « d'imaginer que votre partenaire ressent un attachement profond, sur le plan émotionnel, pour cette personne », ou (B) « d'imaginer que

---

* Jung, C. G., *L'Âme et la vie*, Buchet-Chastel, 1995.

© Groupe Eyrolles

votre partenaire prend du plaisir dans des relations sexuelles passionnées avec cette personne » ;

- (A) « d'imaginer votre partenaire essayant différentes positions, en faisant l'amour avec cette personne », ou (B) « d'imaginer que votre partenaire tombe amoureux(se) de cette personne » ;
- (A) « l'implication sexuelle », ou (B) « l'implication émotionnelle de votre partenaire auprès de quelqu'un d'autre » ;
- (A) « le fait que votre partenaire confie à cette personne des choses qu'il (elle) ne vous a jamais confiées », ou (B) « le fait que votre partenaire essaye une nouvelle position en faisant l'amour avec cette personne, alors qu'il ne l'avait jamais essayée avec vous ».

Dans les quatre cas, les hommes sont plus préoccupés que les femmes par l'infidélité *sexuelle*. 49 % des hommes contre 24 % des femmes se sentent menacés en premier lieu par l'infidélité sexuelle, pour la première question ; 33 % contre 9 % dans le deuxième cas ; puis 59 % contre 35 % dans le troisième ; 37 % contre 8 % dans le dernier.

On remarquera néanmoins que, hormis la réponse masculine à la question 3 (59 %), c'est toujours l'infidélité *émotionnelle* qui paraît la plus grave, aussi bien aux hommes qu'aux femmes. Mais ces dernières y sont bien plus sensibles. Les auteurs rendent compte de ces données dans le cadre de la théorie évolutionniste, arguant du fait que le risque majeur, pour un homme, est d'élever des enfants qui ne seraient pas de lui. Il doit donc veiller particulièrement à s'assurer de la fidélité de son épouse sur ce point. Quant aux femmes, il leur est difficile de douter du fait que leurs enfants sont bien d'elles... Le risque est ailleurs, dans un conjoint cessant d'investir ses ressources en elles et en leur progéniture. Le schéma immémorial de l'évolution aurait sélectionné cette tendance féminine à assurer la survie de ses enfants, et donc de son patrimoine génétique, en choisissant des hommes susceptibles de concentrer sur elles toutes leurs ressources (viande de mammouth obtenue prioritairement parce que

© Groupe Eyrolles

M. Cro-Magnon est le chef de la tribu, peaux de léopards pour survivre aux grands froids, etc.). Dans ce contexte, la femme qui supporte que son mari regarde une autre femme prend le risque de voir cesser un jour la protection dont elle et ses enfants jouissent.

En fait, il n'est peut-être pas nécessaire d'évoquer les rigueurs ancestrales de la vie pour éclairer les différences de réponses entre hommes et femmes. Si les hommes ont du mal à supporter l'infidélité sexuelle de leur partenaire, c'est que le rôle social qu'ils revendiquent implique une certaine « performance » de ce côté-là ; ils se voient donc horriblement vexés d'avoir été jugés plus ou moins « inaptes », médiocres sur le plan sexuel… De la même façon, une femme qui ne parvient pas à séduire, à attirer, à capter l'attention d'un homme est en retrait par rapport au rôle qui lui est assigné, plus ou moins incapable. Les uns et les autres sont en alerte vis-à-vis des signes trahissant leurs insuffisances.

Par ailleurs, infidélité émotionnelle et infidélité sexuelle ne sont pas indépendantes dans l'esprit des gens, mais hommes et femmes ont une idée inversée de leurs rapports[120]. On demande aux participants de cette recherche, en sus de la question habituelle (choix du type d'infidélité le plus perturbant) : « Imaginez que vous découvrez que votre partenaire a des relations sexuelles avec quelqu'un d'autre. Quelle est la probabilité, à votre avis, pour que votre partenaire soit amoureux(se) de cette personne ? » ; « Imaginez que vous découvrez que votre partenaire est amoureux(se) de quelqu'un d'autre. Quelle est la probabilité, à votre avis, pour que votre partenaire ait aussi des relations sexuelles avec cette personne ? » Les femmes croient que les hommes peuvent avoir des relations sexuelles sans être amoureux, mais que, s'ils sont amoureux, cela ne restera pas platonique. Les hommes s'attendent plutôt à ce que les femmes puissent rester chastes malgré leur inclination, et qu'elles ne puissent avoir de relations sexuelles sans être amoureuses. On retrouve donc ici le schéma classique de la femme qui se maîtrise et de l'homme qui ne peut réfréner ses impulsions ; de l'homme qui, au travers des relations

© Groupe Eyrolles

amoureuses, cherche surtout à assouvir un besoin sexuel, et de la femme qui, même au travers des relations sexuelles, cherche l'amour.

En gardant présentes à l'esprit ces relations de causalité, on comprend que les femmes, en déclarant que l'infidélité émotionnelle est la plus fâcheuse des deux, sous-entendent en fait l'une *et* l'autre infidélité : car pour elles, le mari amoureux d'une autre est aussi un mari qui a ou qui va coucher avec une autre... De façon symétrique, les hommes s'armant contre l'infidélité sexuelle sous-entendent l'autre infidélité : dans leur esprit, la femme adultère est forcément *amoureuse* d'un autre. Et inversement : la femme qui fait les yeux doux à un autre peut encore se maîtriser – et par ailleurs le fait peut-être sciemment, sans penser à mal, pourrait-on dire, juste pour rendre son mari un petit peu jaloux. Tout n'est donc pas perdu...

Malgré tout, la pseudo-inquiétude des femmes vis-à-vis de l'infidélité émotionnelle a continué de faire débat. On a ainsi montré[121] qu'elle ne se manifeste que lors d'un choix forcé entre les deux alternatives : infidélité émotionnelle ou sexuelle. Dès que l'on traite séparément ces deux questions, les femmes accentuent comme les hommes l'impact de l'infidélité sexuelle. De même lorsqu'elles sont distraites de leur réflexion sur ce sujet. Leur réponse « réflexe » consiste à placer au premier rang de leurs préoccupations l'infidélité sexuelle. On peut donc considérer que l'autre réponse est une réponse réfléchie, de convenance sociale. Peut-être se sentent-elles obligées de reprendre à leur compte une partie du discours traditionnel, favorable aux « écarts » masculins en matière sexuelle. Et donc de se montrer en apparence tolérantes dans ce domaine. Au fond, dès lors qu'a eu lieu ce type d'écart, l'« irréparable » est commis. Les fluctuations du sentiment, par contraste, restent difficiles à cerner, à prouver, et l'on pourra toujours sauver la face en s'arrangeant avec la réalité. Les illusions entretenues à l'égard de son couple et de son partenaire compenseront aisément une réalité défaillante.

© Groupe Eyrolles

Piège odieux

Dans les expériences qui précèdent, tout n'est que simulation ; on ne mesure pas une tendance réelle à l'infidélité mais de simples opinions. Or il serait intéressant de mesurer la réalité des comportements masculins et féminins.

Hommes raisonnables et femmes prudentes

C'est pourquoi, lors d'une autre expérience[122], on a donné l'occasion aux participants d'amorcer une liaison avec une personne attractive de l'autre sexe, à l'insu bien entendu de leur partenaire attitré. Les participants, hommes ou femmes, ont une relation amoureuse stable, mais ne sont pas mariés. Il leur est demandé de visionner et d'évaluer une séquence d'une trentaine de secondes, durant laquelle un individu du sexe opposé, au physique attractif, présente ses centres d'intérêts. Cette évaluation est censée se faire au bénéfice d'une nouvelle société de rencontres en ligne qui, pour remercier les participants, leur donne l'opportunité de participer à un tirage au sort. S'ils sont choisis, ils pourront gagner une rencontre gratuite avec l'un des adhérents, parmi lesquels figure celui qui se présentait dans la séquence visionnée précédemment. On leur demande s'ils acceptent de participer à ce tirage au sort, auquel cas ils doivent communiquer leur nom et leur numéro de téléphone. Puis on s'enquiert, dans le cas où ils gagneraient effectivement ce rendez-vous, de la relation qu'ils souhaiteraient (d'un « au revoir » platonique à la fin de cette rencontre à une relation sexuelle dès la première rencontre).

Les résultats montrent qu'hommes et femmes ne diffèrent pas quant à leur tendance à se risquer dans une amorce de relation avec une personne séduisante, à l'insu de leur partenaire habituel.

Alors que les hommes affichent habituellement une plus grande volonté de s'engager dans de multiples relations amoureuses (et surtout, sexuelles) et un plus grand nombre de partenaires sexuels au cours de leur vie, le « piège » qui leur était tendu permet de conclure que dans la réalité ils ne succombent ni plus ni moins souvent que les femmes à la tentation d'avoir

© Groupe Eyrolles

au moins une rencontre avec une nouvelle partenaire. Cependant, les femmes restreignent d'autant plus le degré d'intimité souhaité lors d'une première rencontre que leur relation actuelle est solidement établie (ancienne). Pour les hommes au contraire, il n'existe aucune relation de ce type : vivre en couple depuis plusieurs années ne les empêche pas, au moins, de fantasmer sur une relation sexuelle immédiate avec la belle inconnue. Les femmes sont plus prudentes, bien qu'elles aussi intéressées par le don Juan du site de rencontres en ligne.

Destin d'un grand fauve

Moi, j'avais lu les mémoires de Casanova. J'étais un grand fauve repu et satisfait, le genre à qui l'on ne résiste pas. J'en imposais aux minettes béates que je laissais contrites de regrets, mais enrichies d'un éternel souvenir : moi.

Et puis il y a eu Léa. Léa me regarde à peine. Elle a peut-être une mauvaise vue ? Je passe à l'attaque. Elle se retire, je la relance, elle ne donne pas suite. Je suis un peu irrité. J'insiste, elle paraît indifférente. Après tout, peut-être n'est-elle pas normale. Autiste ? L'ennui, c'est que je ne pense qu'à elle. Lorsque je la revois, je lui promets tout ce que je ne tiendrai pas. Cela semble fonctionner, c'est incroyable ce que les filles peuvent être naïves ! Elle s'absente plusieurs mois, je pense à elle chaque jour. Les affaires non finalisées, c'est toujours énervant. Lorsqu'elle est de retour je lui promets encore davantage, je dis n'importe quoi ; je parle même de mariage, c'est tout dire.

Un jour, je rencontre par hasard ses parents et j'aurais dû comprendre que, pour un grand fauve, c'est mauvais signe ; les grands fauves ne rencontrent jamais les parents de leur future proie.

Après le mariage, j'ai bien réfléchi : ce n'est pas cela qui m'empêchera de faire exactement ce que je veux, avec qui je veux. Curieusement, depuis que nous vivons ensemble, je ne pense plus à elle comme c'était le cas auparavant. Mais lors de soirées, de sorties, ou simplement dans la rue, Léa n'aime pas que je regarde d'autres femmes. Je ne veux pas la voir pleurer. Ni qu'elle soit inquiète si je rentre de mon travail avec plus de dix minutes de retard. Elle se fait du souci.

© Groupe Eyrolles

Léa me trouve mou dans mon activité professionnelle, elle regrette d'avoir épousé un médiocre. Je la rassure comme je peux, puis je change de sujet avec brio, par exemple sur le mode : « Ne te dérange pas, ma chérie, je m'occupe de la vaisselle. » Plutôt que Casanova, c'est Sacha Guitry que j'aurais dû lire : « C'est une faute que vous commettez tous, vous autres, les hommes : vous croyez faire notre bonheur en nous rendant heureuses. Et quand vous nous donnez tout ce que vous avez, vous vous imaginez que nous avons tout ce que nous voulons. »* « Nous nous imaginons bien à tort qu'en donnant à une femme tout ce que nous possédons nous lui donnons tout ce qu'elle désire (…) tout lui est dû – et quels que soient le nombre et la beauté des présents qu'on lui fait, elle pensera toujours qu'elle en aurait eu le double avec un autre homme ! »** Il est vrai que dès nos premières rencontres, Léa arborait souvent un petit air maussade. Je pensais que c'était le désarroi d'être séparée de moi lorsque je la quittais. Mais en fait, aujourd'hui encore, elle conserve cette expression. J'aurais dû savoir que l'état affectif d'une femme est ce qu'il est, un homme n'y changera rien. Les hommes croient toujours détenir le pouvoir de rendre une femme heureuse. On ne devrait épouser que des femmes qui sont toujours de bonne humeur. Mieux encore : « Nous ne devons épouser que de très jolies femmes si nous voulons qu'un jour on nous en délivre. »*** C'est dur de découvrir toutes les erreurs que l'on a commises.

Casanova était un imbécile. Quand il se vante d'avoir eu toutes les femmes qu'il voulait, il aurait dû penser au contraire qu'aucune n'a voulu le garder auprès d'elle. Cette pensée est bien gratifiante pour moi, qui ai été *choisi* par quelqu'un. Cela étant, j'ai été choisi pour être un tigre à l'extérieur et un agneau à la maison. Léa veut que je sois brillant, pugnace, entreprenant au dehors, mais accommodant, malléable et modeste chez nous. Léa a un avis sur tout. Heureusement qu'elle est là. D'ailleurs elle est là *tout le temps*. Nous ne faisons rien l'un sans l'autre, c'est sans doute cela l'amour.

---

*   Guitry, S. (1933), *L'École des philosophes. In Théâtre*, Omnibus,1996.
**   Guitry, S. (1942), *N'écoutez pas, mesdames ! In Théâtre*, Omnibus, 1996.
***   Guitry, S. (1946), *Elles et toi. In Cinquante ans d'occupations*, Omnibus, 1993.

© Groupe Eyrolles

J'ai fait de petites crises d'asthme, je respire mal depuis quelque temps. J'ai besoin d'air. Samedi dernier nous sommes allés au cirque avec mon neveu. La nuit suivante, j'ai rêvé d'un lion qui piétinait son dompteur et s'échappait du cirque. C'était un beau rêve, j'étais content lorsque je me suis réveillé. Quand Léa me raconte ses rêves, nous y sommes toujours ensemble, alors que moi je n'ai rêvé d'elle qu'une fois, avant que nous soyons ensemble.

Pour comprendre le sens de mes rêves, j'ai lu quelques livres de Jung, où j'ai rencontré cette phrase :

CE QUE VEUT L'AMOUR DE LA FEMME, C'EST L'HOMME TOUT ENTIER*.

Je me demande si je n'aurais pas gagné à intervertir l'ordre de mes lectures : Jung en premier, puis Guitry, puis Casanova. Mais il n'est pas trop tard pour tout recommencer. D'abord j'expliquerai à ma bien-aimée que l'amour n'existe qu'entre deux êtres libres ; que personne n'est la propriété de personne. Ensuite je vivrai en me dépouillant de l'illusion que le superficiel peut combler l'âme, profonde comme l'océan. Galanterie et cadeaux, grands et petits ; séduction et serments ; présence assidue et exploits amoureux n'y suffisent pas. Mais l'amour y suffit, volonté désespérée de sortir de soi-même pour s'approcher de l'autre, plutôt que de se complaire à l'accaparer.

Enfin, me souvenant de Casanova, je lui dirai que mon cœur est fidèle mais que mes yeux sont libres.

---

* Jung, C. G., *L'Âme et la vie*, Buchet-Chastel, 1995.

© Groupe Eyrolles

Résumé

Le lecteur l'aura compris : hommes et femmes se conçoivent eux-mêmes selon deux concepts clés : indépendance et interdépendance. Leurs relations amoureuses illustrent cette divergence. *Elle* croit que l'amour consiste à faire de deux êtres un seul. Idée qui, souvent, n'aura pas même effleuré son partenaire, plutôt en quête d'un « trophée » pouvant témoigner de son statut social – quitte à s'éloigner dès les premiers signes d'« envahissement »... Pas facile d'être *unique* et singulier *à deux* ni d'*être seule à être ensemble* !

Si les femmes aiment à susciter la passion (d'où le surnom poétique d'*allumeuses* dont on les gratifie parfois), c'est peut-être qu'elles ont davantage que les hommes besoin d'affection et d'échanges. Mais c'est aussi en réponse à l'injonction qui leur est faite de prouver leur compétence relationnelle. Elles en deviennent parfois victimes :

- lorsque la quantité prend le pas sur la qualité des échanges et que le moyen devient la finalité. Vous êtes dans ce cas si vous avez envoyé 192 courriers électroniques à vos « meilleurs amis » le 31 décembre ; si vous consacrez rarement moins de trois heures par jour à téléphoner ou en *chat* sur Internet ; si vous connaissez plein de gens *formidables* dont aucun ne lèverait le petit doigt pour vous aider en cas de besoin ; si vous avez déjà fait 23 tentatives de suicide pour que quelqu'un s'intéresse à vous ;
- lorsque, même impliquées dans des relations déficientes ou insatisfaisantes, les femmes préfèrent les maintenir. C'est votre cas si vous réfutez énergiquement le proverbe « Il vaut mieux être seule que mal accompagnée » ; si votre flirt, qui a pour l'instant complètement oublié de vous demander en mariage, vous inflige en toute impunité un traitement humiliant, par exemple en lisant à vos meilleures amies les messages d'amour que vous lui adressez ; si vous pratiquez l'investissement à perte en vous donnant entièrement à des gens qui pratiquent l'autosatisfaction de ceux qui estiment qu'il faut bien qu'il y ait des loups et des moutons (le tirage au sort vous a malheureusement attribué le rôle du mouton).

Ainsi va la vie : les hommes se croient libres et les femmes se sentent irrésistiblement poussées à s'approprier l'un de ces êtres libres.

.../...

© Groupe Eyrolles

.../...

Les hommes croient naïvement que ce sont eux qui ont choisi leur femme, et les femmes entretiennent soigneusement cette légende qui présente l'avantage de laisser dans l'ombre leur rôle à elles. Les hommes veulent s'affirmer en *conquérant* une femme, signe que, décidément, rien ne leur résiste ; les femmes espèrent *être aimées*, et à cette fin mettent à profit leurs talents relationnels, qui généralement passent inaperçus aux yeux des hommes, bien trop concentrés sur leurs objectifs personnels pour s'apercevoir de ce que font les autres.

© Groupe Eyrolles

Ce que l'on croit
se réalise toujours

8

Notre vie est modelée par nos croyances personnelles et par celles des autres à notre égard. Dans une célèbre expérience[123], on avait fait croire à un instituteur que, après dépouillement des résultats d'un test passé par ses élèves, certains, censés avoir obtenu des résultats flatteurs, étaient promis à un avenir plus brillant que la moyenne. Or il apparaît qu'en fin d'année scolaire, ces élèves (en fait choisis au hasard) obtiennent *réellement* de meilleurs résultats que les autres. L'instituteur s'est peut-être adressé à ces enfants autrement qu'aux autres, a pris soin de répondre à leurs questions ; de son côté, l'enfant a senti que l'on s'intéressait à lui et a fait un effort pour être à la hauteur des espérances que l'on projetait sur lui. On parle de *prophéties autoréalisantes* car le simple fait de croire qu'une chose est possible ou avérée facilite sa réalisation.

Pour vérifier la validité de cette théorie, soupçonnez constamment votre conjoint de vous tromper ; épiez ses faits et gestes, posez-lui des questions

© Groupe Eyrolles

sur son emploi du temps, vérifiez sa version des faits auprès de ses amis et collègues... Soyez tranquille, il (elle) finira par vous tromper. Autre possibilité, si vous voulez ruiner la carrière d'un proche, répétez-lui sans cesse qu'il est un incapable ; petit à petit il le croira sans se l'avouer, et stagnera dans une médiocrité conforme à l'image qu'il aura de lui-même.

Il faut en convenir, les hommes, surtout par le passé, ont beaucoup œuvré dans ce sens à l'égard des femmes : « Les hommes sont cause que les femmes ne s'aiment point », écrit La Bruyère dans *Les Caractères* (1688). Longtemps rabaissées et confinées à des rôles de servantes ou de faire-valoir, les femmes ne sont pas encore libérées de la persistance de croyances qui les dévalorisent. Les preuves de cette tendance résiduelle ont surtout été mises en évidence dans le domaine des mathématiques, qui permet des évaluations quantifiables des performances.

Je suis bonne en maths si personne ne me rappelle que je suis une fille

On parle de *réification*[124] lorsque les individus sont considérés comme des corps, n'existant que pour le plaisir d'autres personnes ; lorsque l'être humain est réduit à un objet et évalué en fonction de son apparence. Sachant que les filles et les femmes sont plus souvent socialisées en ce sens, on peut s'attendre à ce qu'elles intériorisent cette perspective réductrice et se concentrent sur leur apparence. Ce qui souvent génère de l'anxiété et de l'autodépréciation. Plutôt que de se demander : « De quoi suis-je capable ? », elles se demanderont : « De quoi ai-je l'air ? »

En pensant trop à leur corps au détriment d'autres activités, les femmes seraient moins performantes.

Cette hypothèse a été testée dans une expérience que l'on présentait comme portant sur « les émotions et les comportements de consommation »[125]. Il est demandé aux participants d'essayer un vêtement

© Groupe Eyrolles

(sweater à col en V ou maillot de bain) puis de décrire l'effet qu'il produit sur eux (en le gardant au moins 15 minutes). Ils sont donc laissés seuls dans une pièce munie d'un miroir et, dans l'attente, afin de ne pas perdre de temps, doivent répondre à un test de mathématiques qui fait partie de l'ensemble des épreuves sur lesquelles ils sont questionnés. Quand elles portent un maillot de bain, les filles ressentent avec plus d'acuité une certaine honte de leur corps, voire des sentiments de dégoût ou de colère. Dans les mêmes conditions, les garçons se sentent plutôt gais, mais « timides » ou « idiots ». Les filles ont des performances plus faibles au test de mathématiques lorsqu'elles sont en maillot de bain, tandis que les performances des garçons ne sont pas affectées significativement par le type de vêtement qu'ils portent (en fait leurs résultats sont légèrement améliorés quand ils portent un maillot de bain).

Les auteurs de cette expérience expliquent ces résultats en arguant du fait que les filles, lorsqu'elles focalisent leur attention sur leur apparence, ne peuvent plus se concentrer autant ni consacrer autant d'énergie au test de mathématiques. Pourtant, une explication alternative nous semble possible : essayer un maillot de bain devant un miroir, c'est repenser au fait que l'on est un garçon ou une fille. C'est rendre momentanément plus intense cette identité sexuelle, et donc tous les stéréotypes qui lui sont liés. Or l'un des grands classiques dans ce domaine est le stéréotype des « garçons-bons-en-maths ». Réactiver la croyance selon laquelle les garçons sont meilleurs en mathématiques que les filles, c'est persuader les filles de leur infériorité, et les inciter à ne pas réellement se battre pour démontrer leur supériorité à elles.

On pourrait supposer que le niveau de performance dans un domaine comme les mathématiques est un fait relativement intangible : on est bon en maths ou on ne l'est pas, et parallèlement on peut à force de travail faire des progrès relatifs. Dans ce cadre de pensée, les croyances vaguement ancrées dans notre cerveau ne peuvent avoir d'impact. En fait la réalité est tout autre, comme l'expérience suivante le démontre[126].

© Groupe Eyrolles

121

On utilise un test de mathématiques pour lequel les garçons sont en général meilleurs que les filles. Quand on prévient au préalable les étudiants que les résultats diffèrent en fonction du sexe, la différence habituelle de performance à ce test est maintenue. En revanche, il suffit d'annoncer à d'autres étudiants qu'il s'agit d'un test où les résultats des garçons et des filles, en général, ne diffèrent pas, pour que les filles *comblent leur handicap*, c'est-à-dire obtiennent des résultats aussi bons que ceux des garçons.

« Gommer » la croyance diffuse en une supériorité masculine a donc bien pour effet de bonifier les performances féminines. Nier la vérité (le fait qu'habituellement les garçons réussissent mieux ce test) revient à libérer les filles de l'emprise délétère du stéréotype. C'est ce stéréotype qui altère les performances féminines, mais pas seulement. L'anxiété, la peur de ne pas se montrer à la hauteur ou d'être jugé par les autres joue aussi son rôle.

Je suis bonne en maths si tous les gens comme moi le sont

Un cas remarquable est celui où deux stéréotypes aux effets contradictoires s'opposent. Aux États-Unis, existe un stéréotype selon lequel les gens d'origine asiatique sont bons en maths. Pour prendre la mesure du poids des stéréotypes, il suffisait de faire passer un test de mathématiques à des étudiantes d'origine asiatique[127]. Celles-ci sont écartelées entre la supériorité supposée due à cette origine ethnique, et l'infériorité supposée des femmes dans le même domaine. Dans un premier groupe, il est demandé, avant de passer le test, de répondre à diverses questions portant sur l'origine de la famille, sa date d'installation sur le sol américain, la langue habituellement parlée à la maison, etc. On ravive ainsi la conscience de l'origine ethnique. Dans un deuxième groupe, les questions sont relatives à la mixité dans les logements universitaires. On

© Groupe Eyrolles

ravive donc l'identité sexuelle. Dans le dernier groupe, dit de « contrôle », on ne pose de questions ni sur les origines ethniques ni sur la cohabitation hommes/femmes. On constate que, parmi des étudiantes comparables, celles chez qui on a activé le stéréotype de l'origine ethnique obtiennent au test de meilleurs résultats que celles du groupe de contrôle ; tandis que celles chez qui l'on a ravivé la conscience de leur statut de femmes obtiennent de moins bons résultats.

Lorsque la même expérience est reproduite au Canada, où n'existe pas ce stéréotype des « Asiatiques-bons-en-maths », on ne retrouve pas ces résultats : cette fois, les étudiantes à qui l'on a rappelé leur origine ethnique ont de moins bons résultats que ceux du groupe de contrôle, mais encore meilleurs que ceux des étudiantes ayant pensé à elles en tant que femmes.

En conclusion, on voit que c'est bien l'existence d'une idée toute faite, positive ou négative, qui améliore ou altère les performances. Dans le meilleur des cas, les performances féminines dans un domaine traditionnellement masculin peuvent être améliorées en rappelant à l'intéressée qu'elle appartient à un groupe performant dans ce domaine. Est-ce que la réussite de certaines femmes dans des filières scientifiques ou des carrières en général réservées à des hommes ne s'explique pas du fait de leur appartenance familiale ? Si une jeune fille sait que sa famille compte de nombreux polytechniciens ou une « dynastie » de chefs d'entreprise elle aura plus de facilités à franchir le pas, à croire en elle et *réellement* obtenir des performances équivalentes à celles des hommes.

Je suis bonne en maths si aucune théorie psychobiologique ne me paralyse

Comme nous venons de le constater, les performances réelles d'un individu oscillent au gré de ses croyances diffuses, fondées ou infondées. Mais indépendamment des idées toutes faites et souvent simplistes que

© Groupe Eyrolles

constituent les stéréotypes, nous nous trouvons immergés dans des idéologies dont nous soupçonnons rarement qu'elles puissent nous affecter personnellement.

Pas besoin de gènes pour réussir

Un exemple de ce processus nous est offert par une recherche récente visant à déceler l'effet de l'exposition à une idéologie scientifique sur les résultats à un test de mathématiques[128]. Des femmes passent une première épreuve de mathématiques, puis un « test » de « compréhension verbale », dont la raison d'être est en fait d'influencer la participante : soit le texte réactive les clichés sur la supériorité masculine – en général ou dans le domaine des mathématiques –, supériorité que l'on fait découler des gènes ou d'expériences personnelles différentes, soit il affirme l'égalité hommes-femmes. Puis on fait passer un deuxième test de mathématiques afin de mesurer cette influence.

Les résultats obtenus au deuxième test de mathématiques sont altérés par le message dont le participant vient de prendre connaissance : quand une femme a réfléchi au fait qu'elle est une femme, ou bien aux performances moindres des femmes en mathématiques pour des raisons génétiques, elle obtient de moins bons résultats que si elle avait été amenée à penser qu'il n'y a pas de différences entre hommes et femmes ou que ces différences ne sont dues qu'à des expériences différentes.

Lorsqu'on évoque des raisons génétiques, l'individu sent qu'il ne peut échapper à un destin commun avec tous ceux (ou toutes celles) qui lui ressemblent génétiquement. Dire, au contraire, que les performances reposent sur l'expérience, le travail, l'effort, c'est libérer l'individu de cette fatalité, de la croyance selon laquelle, de toute façon, « les jeux sont faits ». Les auteurs de cette expérience rappellent d'ailleurs qu'aujourd'hui encore, le débat de l'inné et de l'acquis, relativement aux résultats en mathématiques, n'est pas tranché. Quoi qu'il en soit, les théories et les idéologies, indépendamment de la part de vérité ou de mensonge qu'elles contiennent, ont bien un impact sur nous.

© Groupe Eyrolles

Si l'on veut aider quelqu'un que l'on aime à progresser, il vaut mieux lui faire croire que sa vie, ses résultats, sa destinée seront le fruit de ses efforts personnels.

Je suis le meilleur parce que tout le monde le sait

Même les choix de carrière sont imprégnés de cette logique qui veut que nous jugions de nos capacités à l'aune des idées toutes faites et plus ou moins infondées. Globalement, les performances en mathématiques des garçons et des filles sont assez peu différentes ; de plus, les écarts tendent à se réduire. Pourtant, les filières scientifiques continuent d'être investies majoritairement par des garçons. En effet, même quand garçons et filles sont aussi bons[129] :

- les premiers surestiment leur niveau par rapport aux secondes ;
- les garçons s'inscrivent plus souvent dans des modules de mathématiques optionnels qui sont importants pour entrer, par la suite, à l'université, dans une filière scientifique ;
- ils s'inscrivent plus souvent, à l'université, dans une filière scientifique ;
- ils s'en remettent moins que les filles aux appréciations relatives à leurs résultats en mathématiques. Peu importe les commentaires de leurs professeurs, il semble qu'ils se croient bons en maths de toute façon. Ce sont les filles, au contraire, qui gagnent à être encouragées, à être aidées à échapper à l'emprise diffuse mais omniprésente du stéréotype.

En définitive, les garçons ne s'orientent pas vers les carrières scientifiques parce qu'ils sont bons en maths, mais plutôt parce qu'ils *croient* l'être[130].

© Groupe Eyrolles

Conditionnés pour devenir ce qui était prévu dès le début

Les stéréotypes, pourrait-on penser, ne sont somme toute que des idées générales auxquelles personne ne nous demande d'adhérer ; il suffit de les considérer avec circonspection et de ne pas les confondre avec des vérités scientifiques. En bref, de prendre ses distances pour éviter leurs effets parfois positifs mais souvent fâcheux. En réalité, le problème ne peut pas être résolu de cette manière car les stéréotypes sont profondément ancrés en nous, qu'on le veuille ou non. En prendre conscience est un point positif et permet sans doute de se libérer tant soit peu de leur étreinte, mais il restera difficile de s'abstraire de tout ce qui se trouve *au-dessous du seuil de la conscience.*

Il existe des associations d'idées qui deviennent des automatismes, jusqu'à structurer à notre insu nos réactions, nos choix, nos préférences. Voici par exemple quatre catégories de stéréotypes de genre, associés plus volontiers aux hommes ou aux femmes[131] :

- masculins-positifs : indépendant, compétitif, confiant, maître de lui, actif, enclin à prendre des décisions, pugnace, habité par le sentiment de sa supériorité ;

- masculins-négatifs : égoïste, hostile, cynique, arrogant, vantard, dictatorial, sans scrupules ;

- féminins-positifs : serviable, consciente des sentiments des autres, chaleureuse, douce, émotive, dévouée, gentille, compréhensive ;

- féminins-négatifs : passive, crédule, subordonnée aux autres, pleurnicharde, rarement satisfaite, compliquée.

Il existe beaucoup de personnes qui ne ressemblent pas au portrait stéréotypé des individus de leur sexe et, pourtant, si nous n'avions pas fait figurer les étiquettes « masculin », « féminin », il n'est pas un lecteur qui

© Groupe Eyrolles

n'aurait spontanément deviné de qui il était question. Encore plus stéréotypées, encore plus « primaires », sont les associations du type : « les hommes jouent au foot » ; « les femmes ont du rouge à lèvres »... Pourtant, ainsi que nous allons le voir, ces idées suffisent à transformer des réactions individuelles, même en l'absence totale de réflexion consciente.

Subjugués à l'insu de leur plein gré

Lors d'une expérience[132], on s'est servi de *stimuli* subliminaux – stéréotypes masculins ou féminins. Sous prétexte d'un « test de vigilance », on place des étudiantes devant un écran d'ordinateur. On leur demande d'appuyer sur un bouton pour signaler qu'un flash lumineux est apparu, soit sur la gauche, soit sur la droite de l'écran. En fait ces flashes lumineux sont la projection, durant moins de 80 millisecondes, d'un mot à connotation masculine ou féminine. Cette durée de projection interdit le repérage conscient du mot, le sujet ne percevant consciemment qu'un éclair de lumière.

On projette deux fois chacun des 20 mots d'une liste. Pour les mots masculins : oncle, marteau, cigare, bière, garçon, moteur, bleu, football, dur, etc. Parmi les mots féminins : tante, poupée, robe, fleur, fille, bijou, rouge à lèvres, rose, doux...

Juste après avoir été imprégnées subliminalement par l'un de ces groupes de mots, les étudiantes devaient exprimer leurs préférences face à des activités scolaires s'apparentant, pour les unes, aux « arts et lettres » (écrire un essai, analyser un poème, écouter une musique dans le cadre d'un devoir de classe), pour les autres, aux mathématiques (résoudre un problème d'algèbre, de géométrie, une équation, etc.).

Or, il apparaît que les étudiantes exposées à des stéréotypes masculins ne marquent pas de préférence entre les deux domaines, tandis que celles qui ont été confrontées aux stéréotypes féminins montrent une préférence pour les tâches artistiques et littéraires. Comme on sait que les filières universitaires littéraires et artistiques sont largement investies par les filles, au contraire des filières scientifiques, ces résultats pourraient s'expliquer ainsi : ces étudiantes, sans influence spéciale, ont probablement

© Groupe Eyrolles

une préférence pour les matières littéraires ; lorsqu'elles sont confrontées à des mots associés au sexe masculin, leur goût pour les activités associées au registre masculin se renforce. Il y a donc rééquilibrage relatif des préférences. Ce qui était le moins aimé (le domaine scientifique) est renforcé et arrive au même niveau de prédilection que ce qui était déjà aimé (le domaine littéraire). Quand, à l'inverse, on renforce le stéréotype féminin, la tendance première, favorable aux activités littéraires, se trouve encore accentuée.

Quoi qu'il en soit, les préférences soi-disant *personnelles* apparaissent bien ici comme soumises au poids de stéréotypes simplistes, indépendamment d'un raisonnement conscient.

Quand un jeune exprime son désir « personnel » de poursuivre ses études dans telle ou telle filière, on devrait au fond se demander qui il a fréquenté, quels mots l'ont insidieusement imprégné... Est-ce qu'il a souvent entendu parler de « bagnoles », de « foot », ou bien de la dernière couleur de rouge à lèvres, ou de la hauteur des talons cette année ? Ce genre d'imprégnation apparaît finalement beaucoup moins innocente qu'on aurait pu le penser, conditionnant des choix et des préférences qui engagent l'avenir. Il existe dans notre subconscient des réseaux d'associations de mots, et de significations ; actionner l'un de ces mots, c'est éveiller toute la chaîne associative qui lui est liée. Et comme l'environnement sémantique des garçons et des filles, des hommes et des femmes diffère (on ne tient pas les mêmes discours auprès des uns et des autres), ils sont conduits à s'approprier les désirs « personnels » qui font partie de ces réseaux de sens.

On ne peut jamais faire confiance aux femmes

Vous croyez connaître votre femme ou votre petite amie ; c'est faire preuve de beaucoup de présomption. Ce qu'elle laisse paraître d'elle-même découle de ce qu'elle a perçu en vous et de sa manière de s'y adapter, consciemment ou inconsciemment.

© Groupe Eyrolles

Mystère de la femme

Lors d'une expérience menée auprès d'étudiantes de l'université de Princeton[133], il leur était d'abord demandé de remplir un questionnaire en 11 points, prétendument relatif aux relations entre traits de personnalité et opinions. Il s'agissait en fait d'exprimer son degré d'accord avec des énoncés nettement stéréotypés : « je suis très intéressée par mon apparence », « pas du tout agressive », « très orientée vers ma carrière », « très sentimentale », « convaincue que l'homme doit être la personne dominante dans une relation », « je cache presque toujours mes émotions », « je crois à la libération de la femme »…

Trois semaines après, commence l'expérience proprement dite, présentée comme portant sur la « formation des impressions ». On explique à chacune des étudiantes qu'elle et un partenaire choisi au hasard devront se forger une première impression de l'autre à partir d'informations écrites. Puis éventuellement se rencontrer, aussi longtemps qu'il sera nécessaire pour vérifier la justesse de leurs premières impressions.

Chaque étudiante se voit donc assigner un partenaire, toujours de sexe masculin. Mais celui-ci est soit :

- *très attractif*, ou au contraire *peu attractif*. Dans le premier cas, il se décrit lui-même comme étudiant dans la même université, grand, aimant le sport, n'ayant pas de petite amie mais désireux de faire des rencontres. Et pour parfaire ce tableau déjà idyllique, il annonce qu'il est l'heureux propriétaire d'une automobile ! L'autre se décrit comme petit, n'appréciant pas le sport, étudiant dans une autre université, ayant une petite amie et peu soucieux de faire d'autres rencontres. Et pour finir de dégoûter les étudiantes aux abois qui seraient encore intéressées par ce profil, ce jeune homme prévient qu'il n'a pas de voiture ;

- *traditionnel*, ou *non traditionnel*. On entend par là ses préférences en matière de femmes. Souhaite-t-il qu'« elle reste calme, au cours d'une réception, même si elle désapprouve son mari » ? Qu'elle soit « très orientée vers son foyer », « très douce » ? Il est alors « traditionnel ». Attend-il d'elle qu'elle soit « très compétitive », « très dominatrice » ? Il est dit « non traditionnel »…

© Groupe Eyrolles

Ayant pris connaissance de toutes ces informations, l'étudiante doit dire si elle souhaite rencontrer cet étudiant, dans un cadre amical ou bien pour un flirt. Elle complète alors un pseudo-test d'intelligence, composé en fait d'une série d'anagrammes à décrypter. Et enfin, elle remplit à nouveau le questionnaire de départ, en 11 points. Elle sait que tous ces résultats seront communiqués à l'étudiant, qui ainsi pourra à son tour se former une opinion sur elle.

Les résultats attestent que les étudiantes adaptent leurs opinions et leur score d'intelligence (nombre d'anagrammes correctement décryptés) à ce qu'elles croient être les opinions d'un partenaire *désirable*. À l'inverse, s'il n'est pas attirant, elles ne changent rien à leurs réponses. Lorsque le partenaire potentiel est attirant et confère à la femme un rôle traditionnel et stéréotypé, l'étudiante modifie ses opinions dans ce sens. Elle exprime son accord avec une vision simpliste de « femme au foyer ». Mais elle fait évoluer encore davantage ses opinions lorsque, à l'inverse, ce partenaire désirable a des idées « progressistes », lorsqu'il affiche sa sympathie pour l'émancipation des femmes. Pour celui-là, elle est prête à dire tout ce qui lui fera plaisir... Elle a toujours milité au MLF, elle n'accepterait en aucun cas qu'un petit ami n'ait pas une vision démocratique du couple, etc.

On observe un résultat analogue pour le « test d'intelligence » : pour un « minable » qui n'a même pas de voiture, aucune étudiante ne cherche à modifier sa performance. Mais pour l'« oiseau rare », bien sous tous rapports et qui l'a patiemment attendue, elle cherchera à se présenter sous un jour favorable. Si elle croit qu'il a une vision très traditionnelle de la femme, elle tend à minorer son score d'intelligence ; à l'augmenter si elle le croit moderniste. Ce résultat est d'autant plus frappant qu'à aucun moment l'étudiante ne s'est vu communiquer les désirs de ce partenaire en matière d'intelligence chez une femme. Il ne dit pas qu'il aimerait rencontrer une femme brillante intellectuellement, ou bien une cruche... Mais les étudiantes ont supposé que celui qui aime les femmes « traditionnelles » doit préférer qu'elles ne soient pas trop intelligentes – et inversement pour celui qui apprécie les femmes « modernes ».

© Groupe Eyrolles

On peut donc conclure que ces étudiantes modifient leurs opinions et ce qu'elles croient être leur score d'intelligence à des fins « stratégiques », lorsqu'il s'agit de plaire à un étudiant attirant. Plus précisément, on devrait dire qu'elles modifient l'*expression* de leurs opinions, et leur *motivation* à réussir un test d'intelligence.

Si donc vous battez presque toujours votre femme au poker ou aux échecs, si elle ne comprend rien à la Bourse, si elle est incapable de remplir une déclaration de revenus... dites-vous qu'elle n'a pas la chance de posséder vos facultés intellectuelles – ou bien qu'elle a vu combien cela vous rassurait d'être avec une femme moins intelligente que vous ! Elle ne souhaite que vous faire plaisir.

Si elle est douce et passive, si ses préoccupations tournent autour des vôtres, c'est qu'elle a compris que vous aimeriez moins (ou pas du tout) une femme indépendante ou autoritaire, et qu'elle risquerait donc de vous perdre. Pourquoi dire toute la vérité quand on peut être si heureux tous les deux en mentant juste un tout petit peu ?

C'est ici une autre manière de voir se réaliser des croyances ; à force de croire que les femmes sont telles ou telles, un homme aura l'immense satisfaction de constater à travers sa partenaire qu'il ne s'est pas trompé. Quant à savoir combien de temps durera ce jeu de miroirs, c'est une autre question...

Je ne suis pas celle que vous croyez

La logique du conformisme envers les stéréotypes ambiants a ses limites, ainsi que les capacités de réécriture de la réalité.

Alexandre, en fréquentant diverses camarades de fac, a lentement pris conscience que les femmes n'étaient pas toutes des femmes, selon lui. Il y a eu celle qu'il regardait un jour lui préparer deux œufs au plat : il lui semblait qu'elle ne posait pas la poêle sur la cuisinière mais agressait une cuisinière à l'aide

© Groupe Eyrolles

d'une poêle ; elle jetait ses œufs dans la poêle avant que de s'en débarrasser dans une assiette une fois cuits... Tout cela évoquait pour Alexandre un cas de maltraitance envers deux œufs innocents.

Il y a cette camarade si belle, qui aurait permis à Alexandre de continuer à croire que les femmes ne peuvent être vulgaires à la condition expresse de ne jamais ouvrir la bouche. Il aurait aimé lui dire que les règles syntaxiques ne présentent pas le fait de commencer chacune de ses phrases par « putain » comme une nécessité *absolue*, mais à quoi bon ?

Une autre était si brillante intellectuellement, mais dure et cassante ! Pour elle, les qualités de cœur s'apparentaient à la survivance aberrante de stéréotypes machistes.

Alexandre aimerait rencontrer une *vraie femme*, mais le concept est mystérieux. Alexandre sait surtout ce qui le rebute chez une femme. Quant à sa sœur Alexandra, elle pense que pour déclencher l'amour, il suffit d'éliminer les raisons susceptibles de l'empêcher. Elle se propose donc d'être intouchable et évanescente avec un poète ; faible et désemparée avec un homme au tempérament protecteur ; maligne et compliquée avec un intellectuel ; vénale avec un affairiste ; mystique avec un croyant... Tout cela n'empêche pas Alexandra d'éprouver des désillusions semblables à celles de son frère. Les hommes souvent ne sont pas ce qu'ils devraient être, et notamment celui qui lui a joué un *remake* du Werther de Goethe : béatement amoureux, passif pour tout le reste, hypersensible et vulnérable.

Werther : langueur et lamentations de l'amour inassouvi

Dans le roman qui le rendit célèbre, *Les Souffrances du jeune Werther* (1774)*, Goethe illustre à première vue la faiblesse des hommes, mais en réalité la force des femmes.

Werther est un héros pathétique et pleurnichard, tout occupé à se jeter aux pieds de « sa » Charlotte, à baiser ses mains qu'il inonde de larmes, ou

---

* Goethe, *Les Souffrances du jeune Werther*, Paris, Librairie générale française, 1999.

© Groupe Eyrolles

encore à contempler nuitamment les levers de Lune entre les allées de tilleuls du jardin. Charlotte appartient à un autre et ne peut lui offrir que son amitié. Aussi Werther se consume-t-il d'un amour inassouvi. Lorsqu'il parvient à s'éloigner de Charlotte pour entreprendre une activité professionnelle, il va de désillusion en désillusion. De plus, pris de sympathie pour une jeune demoiselle qui eût pu remplacer Charlotte dans son cœur, il se trouve humilié publiquement, devant elle, au cours d'une soirée où son ascendance bourgeoise, parmi un cercle d'aristocrates, fait scandale. Revenu vers Charlotte, en proie à des ruminations toujours plus sombres et fatalistes, il sent se tarir les sources mêmes de sa vie et, finalement, se suicide.

Héros lyrique et romantique par excellence, Werther illustre les affres d'un homme tout occupé de ses émotions, de son sentiment, de l'adoration qu'il porte à une femme : « Je possède tant de choses ! Et sans elle tout se réduit à rien », s'exclame-t-il. Werther se laisse submerger et noyer en cette part féminine de lui-même, tandis que les qualités masculines lui font défaut. Il ne sait trouver ni la détermination de s'éloigner durablement de Charlotte ni l'ambition de se faire une place dans le monde.

Quant à Charlotte, son attitude profonde ne transpire que dans les dernières pages du roman ; la pensée intime de Goethe semble être que Werther ne peut s'arracher à son attrait, parce qu'elle le retient sciemment, pour elle-même. Tout en songeant qu'« il lui était impossible de laisser partir » Werther, elle se persuade qu'il souffrirait cruellement s'il devait s'éloigner d'elle. Lorsque le comportement de Werther devient réellement inquiétant, elle cherche *en apparence* à l'éloigner : « Soyez homme, rompez ce fatal attachement pour une créature qui ne peut rien que vous plaindre ! » Au fond, l'un et l'autre se rejoignent en un constat fondamental : le rapport de force n'est pas en faveur de Werther. Celui-ci écrit du reste à son ami Wilhelm : « Je suis perdu ! Elle fait de moi tout ce qu'elle veut. »

La logique sous-jacente des *Souffrances du jeune Werther* semble être que la force psychologique d'une femme qui aime est très supérieure à celle d'un homme qui aime trop – au risque pour lui de voir son impossible amour le détruire et le diminuer aux yeux même de celle qu'il aime. Mais on ne quitte pas une femme qui n'en a pas décidé ainsi…

© Groupe Eyrolles

Alexandra sent qu'il est trop facile de séduire un homme, mais que la question est plutôt d'en trouver un seul, un *vrai*. Quelqu'un qui ne serait pas insensible à son joli corps, mais dont les horizons ne se borneraient pas à vouloir en profiter. Quelqu'un qui aimerait sa présence à elle mais qui saurait cultiver sa propre présence. Un homme qui ne serait pas autoritaire mais qui ne se laisserait rien imposer.

Ceux qu'elle rencontre habituellement tentent d'endormir ses préventions sous des flagorneries malhabiles. On lui a ainsi affirmé que sa thèse consacrée à la conscience politique de la petite-bourgeoisie rurale du Loir-et-Cher dans les années 1845-1850, « bien retravaillée », pourrait devenir un best-seller. Un autre, entre deux propos virulents sur le danger des femmes au volant, et après s'être discrètement assuré que la voiture était équipée d'un airbag passager, a osé lui dire qu'elle conduisait bien.

Alexandra n'est pas la seule à se poser la lancinante question : « Où sont les hommes ? » Celui qu'elle aimerait rencontrer, s'il est paré des qualités qu'elle pressent, n'aura peut-être en rien besoin de quelqu'un comme elle ? À moins que les femmes ne possèdent des qualités spécifiques qui feraient cruellement défaut aux hommes ? Mais l'affaire se complique s'il s'agit d'un homme à qui ces qualités féminines ne manquent pas...

© Groupe Eyrolles

Résumé

Le lecteur l'aura compris, en matière de stéréotypes, il s'agit presque toujours d'affirmer la supériorité d'un groupe sur un autre. Dire que les garçons sont bons en maths induit évidemment que d'autres sont mauvaises… Mais la force des femmes tient peut-être à leur capacité à utiliser à leur profit l'injustice qui leur est faite : en endossant lorsque cela les arrange le rôle convenu de *celle-qui-a-besoin-d'aide*, elles rassurent les hommes et suscitent l'amorce du lien qu'elles recherchent.

La croyance fondamentale qui structure les échanges entre hommes et femmes est l'idée que les uns et les autres sont radicalement différents ; que leur façon de penser, leurs émotions, leur mode de communication les éloignent inéluctablement les uns des autres. L'explication présumée de comportements incompréhensibles ou irritants est alors vite trouvée : « Évidemment, c'est une femme ! », ou « Ils sont bien tous les mêmes ! » – tout devient limpide, *elle* achète compulsivement, *elle* ne réfléchit pas à ce qu'elle dit, *elle ne sait pas faire un créneau, parce que* c'est une femme. *Il* est égoïste, *il* est infidèle, *il* ne s'intéresse qu'au foot et à sa voiture, *parce que* c'est un homme.

Hommes et femmes agissent comme des Pygmalions façonnant *leur* créature au gré de leurs *a priori*. Tous se trouvent bombardés d'idées toutes faites qui les incitent à s'adapter, à se conformer, à se niveler, rendant ainsi « vrais » les stéréotypes qui n'en prendront que davantage de force. Les stéréotypes imprègnent toute la vie sociale et agissent « à l'usure », par un nombre infini de répétitions et de sous-entendus.

Pour s'en libérer, peut-être faudrait-il prendre le parti de Petruchio dans *La Mégère apprivoisée*, lorsqu'il se propose de conquérir la belle et revêche Catharina : « Supposons qu'elle vocifère ; eh bien, je lui dirai tout net qu'elle chante aussi harmonieusement qu'un rossignol. Supposons qu'elle fasse la moue, je lui déclarerai qu'elle a l'air aussi riant que la rose du matin encore baignée de rosée. Si elle reste muette et s'obstine à ne pas dire un mot, alors je vanterai sa volubilité et je lui dirai que son éloquence est entraînante ; si elle me dit de déguerpir, je la remercierai comme si elle m'invitait à rester près d'elle une semaine.

.../...

© Groupe Eyrolles

...**/**...

Si elle refuse de m'épouser, je lui demanderai tendrement quand je dois faire publier les bans. »* Si cette stratégie – nier l'évidence et affirmer le contraire – s'avère fructueuse dans une pièce de théâtre, elle rejoint certaines recherches montrant que les individus qui présentent le plus d'acuité dans la perception de leur partenaire peuvent aussi être les plus malheureux[134] ; que les conjoints qui se sentent les plus proches savent opportunément fermer les yeux sur ce qui pourrait menacer leur couple[135].

Aussi, amie lectrice, sois courageuse ; si ton mari est un fainéant, fais-lui entendre combien c'est une joie pour une femme que d'avoir épousé un lion (c'est-à-dire lui, il faut être bien claire au cas où il ne comprendrait pas tout de suite). S'il te trompe outrageusement, dis-lui que c'est un bonheur de s'épancher en toute confiance auprès d'un homme qui ne trahira jamais sa femme (il commencera à croire qu'il s'agit de lui). S'il te regarde comme une béotienne, montre-lui la joie que cela te procure d'avoir un mari qui croit en sa femme et l'encourage. Alors il se sentira horriblement gêné et commencera à penser que quelque chose lui échappe. Persévère jusqu'à ce qu'il ait changé.

Plan B : lui dire toute la vérité et entamer une procédure de divorce.

Ainsi va la vie : hommes et femmes sont submergés par le poids de stéréotypes parfois ineptes mais foncièrement rassurants. Ces idées toutes faites ont valeur de connaissance, elles nous expliquent qui sont les membres du groupe « rival », comment il faut se comporter envers eux, etc.

Quel repos pour l'esprit ! Pour connaître *ma* femme, il me suffit de savoir ce qu'est *une* femme. Or, j'ai justement en réserve, à l'arrière-plan de ma conscience, tout un répertoire d'idées générales relatives aux femmes...

Il faut bien le dire, les femmes montrent *un peu* plus de méfiance dans ce domaine, en évitant de confondre systématiquement leur conjoint avec les hommes en général. On n'est jamais trop prudente lorsqu'il s'agit de sélectionner celui qui représentera en totalité ou pour partie notre futur statut social.

---

* *In* Shakespeare, *Œuvres complètes*, I, Gallimard, 2001.

© Groupe Eyrolles

Épilogue

Chère *Femme*,

Heureusement que tu étais là.

Femme *réelle* ou *idée* de la femme, j'ai bien souvent bénéficié de ta présence. On m'a toujours jugé en me comparant à toi.

Tout petit, déjà, je faisais la fierté de mes parents qui me laissaient plus de liberté qu'à ma sœur (il faut surveiller étroitement les filles), pardonnaient mes petits accès de colère, s'extasiaient de mon caractère dominateur.

Au lycée, étant d'un bon niveau en mathématiques, je faisais partie de l'élite promise à de prestigieuses et lucratives fonctions au détriment des béotiennes inaptes à l'équation différentielle, vouées pour leur part à d'obscures fonctions éducatives ou sociales. En sport également tu étais là. Tout le monde sait que les filles courent moins vite que les garçons, sautent moins haut, tapent moins fort dans le ballon, et il est bien réconfortant de savoir que l'on est plus fort que *quelqu'un(e)*.

Réconfortant aussi que tous croient que les garçons sont francs et directs tandis que les filles sont compliquées et menteuses, leur esprit se trouvant malencontreusement embrumé par les vapeurs de leurs émotions

© Groupe Eyrolles

changeantes et éphémères. Outre l'image positive résultant du contraste avec ces incompréhensibles créatures, cela me permettait le cas échéant de mentir avec la franche jovialité d'un honnête homme ; et c'est une réelle satisfaction que d'échapper au soupçon de mensonge lorsque l'on est en train de mentir.

Chère *Femme*, on m'a préféré à toi lorsque j'ai cherché un emploi : car tu dissimules sournoisement ton intention de fabriquer un bébé, on ne peut donc pas te faire confiance.

Tu as accepté de te charger de tâches ingrates que je dédaignais. En effet, on t'avait habilement persuadée que ta valeur professionnelle ne t'autorisait pas à prétendre à mieux. Parfois, cependant, tu cherches à te hisser à des fonctions autrefois impensables. Dans ce cas, il est possible de te reconnaître *éventuellement* quelques compétences à la condition expresse que tu te montres raisonnable – c'est-à-dire très modeste. Tu dois tout de même comprendre que les hommes sont *naturellement* chefs. Tu ne peux pas les priver d'une saine distraction, de plus source de réassurance narcissique. Tu dois te mettre à la place des hommes, menacés dans leurs justes prérogatives et dans leur identité séculaire. Toi, tu te développes, mais eux sont inquiets pour leur avenir.

Lorsque j'étais triste ou en colère tu m'as apaisé et consolé. Peut-être éprouvais-tu alors plus de peine que moi, mais puisque tu ne t'es pas plainte, cela restera ton secret – c'est dans la nature des choses, les femmes sont mystérieuses et secrètes. De plus, c'est connu, les hommes ne peuvent rien pour consoler les femmes dans leurs phases de mélancolie. En revanche les femmes ont une nature affectueuse, cela leur fait plaisir de veiller au bien-être d'autrui en général, et du mien en particulier. Je leur rends donc service en les laissant agir conformément à leur instinct. Par ailleurs, puisque tu es affectueuse, je puis me dispenser de l'être trop. Je te confie cette douce mission, et pour ma part veillerai à mener à bien mes projets personnels.

© Groupe Eyrolles

Femme, ma meilleure amie, je dois te l'avouer, j'ai survécu parce que je n'étais pas seul. Grâce à toi je me suis nourri d'autre chose que de chips et de whisky. Lorsque tu étais présente il me semblait avoir une vie normale : horaires réguliers, repas équilibrés, pas trop de désordre à la maison, la poussière changée de place au moins une fois par mois, etc. C'est vrai, quand je suis seul, je fais n'importe quoi – ou mieux encore : rien.

J'ai pourtant un reproche à te faire au sujet de ta conduite dans les affaires qui touchent à l'amour. Car tu t'attaches trop, trop vite. À peine nous sommes-nous rencontrés, et déjà je ne peux plus rompre sans me culpabiliser. Il faudrait que tu prennes tout cela moins à cœur.

Finalement, il est bien rassurant de penser qu'à conduite égale, les gens nous voient différents. Si je tiens le même discours que toi, on te jugera hésitante et moi, sûr de moi. À partir d'une expression ambiguë du visage, on supposera que j'ai l'air « dominant » ou irrité, tandis que tu semblerais triste ou apeurée… Si une fonction est occupée par moi, elle n'en devient que plus importante. Des informations décisives ne sont prises au sérieux que si elles émanent d'un homme (les femmes ont trop d'imagination ; de plus, elles n'ont peut-être pas bien compris l'objet du problème). À fonctions dirigeantes égales, les gens croient que tu es plus agressive et moins aimée que moi : tu es bien punie de vouloir être chef à ma place.

On te concède les royaumes de la beauté et de l'amour, la gentillesse et le sourire ; ne viens pas contester ce qui m'échoit, au prétexte fallacieux que je n'ai pas toujours été droit, ni juste, ni stable. Et si tu veux être androgyne, sois *Homme* en mon absence pour t'enrichir continuellement et ne pas te sentir seule ; sois *Femme* en ma présence pour que nos qualités s'exaltent et pour me donner envie de vivre. Tu continueras d'appliquer la vieille doctrine taoïste : « Le plus tendre en ce monde domine le plus dur. »* Tu me manipuleras gentiment et je ferai semblant de n'avoir rien

---

* Lao-tseu, *Tao-tö king*, XLIII. *In Philosophes taoïstes*, I, Gallimard, 2004.

© Groupe Eyrolles

vu. Tu toucheras mon cœur et j'aurai la joie d'être généreux. Tu me feras comprendre que tu as confiance en moi et j'essayerai d'être à la hauteur. Tu me souriras et je ne te dirai pas combien je suis heureux de ta présence, pour t'éviter de devenir prétentieuse.

Même égaux nous serons différents.

© Groupe Eyrolles

Bibliographie

1. Dabbs, J. M., "Testosterone, Smiling, and Facial Appearance", *Journal of Nonverbal Behavior*, 21, 45-55, 1997.
2. Dabbs, J. M. & Mallinger, A., "High Testosterone Levels Predict Low Voice Pitch Among Males", *Personality and Individual Differences*, 27, 801-804, 1999.
3. Jamison, C. S., Meier, R. J. & Campbell, B. C., "Dermatoglyphic Asymmetry and Testosterone Levels in Normal Males", *American Journal of Physical Anthropology*, 90, 185-198, 1993.
4. Mazur, A. & Booth, A., "Testosterone and Dominance in Men", *Behavioral and Brain Sciences*, 21, 353-397, 1998.
5. Booth, A. & Osgood, D., "The Influence of Testosterone on Deviance in Adulthood", *Criminology*, 31, 93-117, 1993.
6. Dabbs, J. M., Carr, S., Frady, R. & Riad, J., "Testosterone, Crime, and Misbehavior Among 692 Male Prison Inmates", *Personality and Individual Differences*, 18, 627-633, 1995.
7. Scaramella, T. & Brown, W., "Serum testosterone and Aggressiveness in Hockey Players", *Psychosomatic Medicine*, 40, 262-263, 1978.
8. Mazur & Booth, *op. cit.*
9. Kouri, E., Lukas, S., Pope, H. & Oliva, P., "Increased Aggressive Responding in Male Volunteers Following the Administration of Increasing Doses of Testosterone Cypionate", *Drug and Alcohol Dependence*, 40, 73-79, 1995.

© Groupe Eyrolles

10. Mazur & Booth, *op. cit.*
11. Mazur, A., Booth, A. & Dabbs, J. M., "Testosterone and Chess Competition", *Social Psychology Quarterly*, 55, 70-77, 1992.
12. Mazur & Booth, *op.cit.*
13. Bernhardt, P. C., Dabbs, J. M., Fielden, J. A. & Lutter, C. D., "Testosterone Changes During Vicarious Experiences of Winning and Losing Among Fans at Sporting Events", *Physiology and Behavior*, 65, 59-62, 1998.
14. Schultheiss, O. C., Campbell, K. L. & McClelland, D. C., "Implicit Power Motivation Moderates Men's Testosterone Responses to Imagined and Real Dominance Success", *Hormones and Behavior*, 36, 234-241, 1999.
15. Burnham, T. C., Chapman, J. F., Gray, P. B., McIntyre, M. H., Lipson, S. F. & Ellison, P. T., "Men in Committed Romantic Relationships Have Lower Testosterone", *Hormones and Behavior*, 44, 119-122, 2003.
16. Gray, P. B., Campbell, B. C., Marlowe, F. W., Lipson, S. F. & Ellison, P. T., "Social Variables Predict Between-subject but not Day-to-day Variation in the Testosterone of US Men", *Psychoneuroendocrinology*, 29, 1153-1162, 2004.
17. Roney, J. R., Mahler, S. V. & Maestripieri, D., "Behavioral and Hormonal Responses of Men to Brief Interactions with Women", *Evolution and Human Behavior*, 24, 365-375, 2003.
18. Fleming, A. S., Corter, C., Stallings, J. & Steiner, M., "Testosterone and Prolactin Are Associated with Emotional Responses to Infant Cries in New Fathers", *Hormones and Behavior*, 42, 399-413, 2002.
19. McIntyre, M., Gangestad, S. W., Gray, P. B., Chapman, J. F., Burnham, T. C., O'Rourke, M. T. & Thornhill, R., "Romantic Involvement Often Reduces Men's Testosterone Levels – but not Always: The Moderating Role of Extrapair Sexual Interest", *Journal of Personality and Social Psychology*, 91, 642-651, 2006.
20. Dabbs, J. M., *Heroes, Rogues, and Lovers : Testosterone and Behavior*, New York, McGraw-Hill, 2000.
21. Josephs, R. A., Sellers, J. G., Newman, M.L. & Mehta, P. H., "The Mismatch Effect: When Testosterone and Status are at Odds", *Journal of Personality and Social Psychology*, 90, 999-1013, 2006.

© Groupe Eyrolles

22. Martin du Pan, R.C., « Impuissance et baisse de la libido : hypogonadisme, andropause (androclise) ou dépression ? », *Médecine et Hygiène*, 2474, 602-607, 2004.
23. Shores, M. M., Sloan, K. L., Matsumoto, A. M., Moceri, V. M., Felker, B. & Kivlahan, D. R., "Increased Incidence of Diagnosed Depressive Illness in Hypogonadal Older Men", *Archives of General Psychiatry*, 61, 162-167, 2004.
24. Kemper, T. D., "Fantasy, Females, Sexuality, and Testosterone", *Behavioral and Brain Sciences*, 21, 378-379, 1998.
25. Gangestad, S. W. & Thornhill, R., "Menstrual Cycle Variation in Women's Preferences for the Scent of Symmetrical Men", *Proceedings of the Royal Society*, B. 265, 927-933, 1998.
26. Baker, R. R. & Bellis, M. A., *Human Sperm Competition: Copulation, Masturbation, and Infidelity*, London, Chapman & Hall, 1995.
27. Johnston, V. S., Hagel, R., Franklin, M., Fink, B & Grammer, K., "Male Facial Attractiveness: Evidence for Hormone-Mediated Adaptive Design", *Evolution and Human Behavior*, 22, 251-267, 2001.
28. Penton-Voak, I. S., Little, A. C., Jones, B. C., Burt, D. M., Tiddeman, B. P. & Perrett, D. I., "Female Condition Influences Preferences for Sexual Dimorphism in Faces of Male Humans (Homo Sapiens)", *Journal of Comparative Psychology*, 117, 264-271, 2003.
29. DeBruine, L. M., Jones, B. C., Little, A. C., Boothroyd, L. G., Perrett, D. I., Penton-Voak, I. S., Cooper, P. A., Penke, L., Feinberg, D. R. & Tiddeman, B. P., "Correlated Preferences for Facial Masculinity and Ideal or Actual Partner's Masculinity", *Proceedings of the Royal Society*, B. 273, 1355-1360, 2006.
30. DeBruine, L. M., Jones, B. C. & Perrett, D. I., "Women's Attractiveness Judgements of Self Resembling Faces Change Across the Menstrual Cycle", *Hormones and Behavior*, 47, 379-383, 2005.
31. Feinberg, D. R., Jones, B. C., Smith, M. J., Moore, F. R., DeBruine, L. M., Cornwell, R. E., Hillier, S. G. & Perrett, D. I., "Menstrual Cycle, Trait Estrogen Level, and Masculinity Preferences in the Human Voice", *Hormones and Behavior*, 49, 215-222, 2006.
32. Cloitre, M., Yonkers, K. A., Pearlstein, T., Altemus, M., Davidson, K. W., Pigott, T. A., Shear, M. K., Pine, D., Ross, J., Howell, H., Broga, K.,

© Groupe Eyrolles

Rieckmann, N. & Clemow, L., "Women and Anxiety Disorders: Implications for Diagnosis and Treatment", *CNS Spectrums*, 9, 1-16, 2004.

33. Macqueen, G., Chokka, P. & O'Donovan, C., "Achieving and Sustaining Remission in Depression and Anxiety Disorders", *Canadian Journal of Psychiatry*, 49, 27-40, 2004.

34. Hsiao, C. C., Liu, C. Y. & Hsia, M. C., "No Correlation of Depression and Anxiety to Plasma Estrogen and Progesterone Levels in Patients with Premenstrual Dysphoric Disorder", *Psychiatry and Clinical Neurosciences*, 58, 593-599, 2004.

35. May, R. R., "Mood Shifts and the Menstrual Cycle", *Journal of Psychosomatic Research*, 20, 125-130, 1976.

36. Maki, P. M., Rich, J. B. & Rosenbaum, R. S., "Implicit Memory Varies Across the Menstrual Cycle: Estrogen Effects in Young Women", *Neuropsychologia*, 40, 518-529, 2002.

37. Hausmann, M., Slabbekoorn, D., Van Goozen, S. H., Cohen-Pettenis, P. T. & Güntürkün, O., "Sex Hormones Affect Spatial Abilities During the Menstrual Cycle", *Behavioral Neuroscience*, 114, 1245-1250, 2000.

38. Hampson, E., "Estrogen-related Variations in Human Spatial and Articulory-motor Skills", *Psychoneuroendocrinology*, 15, 97-111, 1990.

39. Rosenberg, L. & Park, S., "Verbal and Spatial Functions Across the Menstrual Cycle in Healthy Young Women", *Psychoneuroendocrinology*, 27, 835-841, 2002.

40. Duff, S. J., & Hampson, E., "A Beneficial Effect of Estrogen on Working Memory in Postmenopausal Women Taking Hormone Replacement Therapy", *Hormones and Behavior*, 38, 262-276, 2000.

41. Maki *et al.*, *op. cit.*

42. Maki *et al.*, *op. cit.*

43. Zacur, H. A, "Hormonal Changes Throughout Life in Women", *Headache*, 46 (suppl 2), 49-54, 2006.

44. Allais, J., *La Psychogénéalogie*, Paris, Eyrolles, 2007.

45. Condry, J. & Condry, S., "Sex Differences: a Study of the Eye of the Beholder", *Child Development*, 47, 812-819, 1976.

46. Leeb, R. T. & Rejskind, F. G., "Here's Looking at You, Kid! A Longitudinal Study of Perceived Gender Differences in Mutual Gaze Behavior in Young Infants", *Sex Roles*, 50, 1-14, 2004.

© Groupe Eyrolles

47. Green V., Bigler R. & Catherwood D., "The Variability and Flexibility of Gender-typed Toy Play: a Close Look at Children's Behavioral Responses to Counterstereotypic Models", *Sex Roles*, 51, 371-386, 2004.

48. Campbell, A. Shirley, L., Heywood, C. & Crook, C., "Infants' Visual Preference for Sex-congruent Babies, Children, Toys and Activities: a Longitudinal Study", *British Journal of Developmental Psychology*, 18, 479-498, 2000.

49. Dittmar, H., Halliwell, E. & Ive, S., "Does Barbie Make Girls Want to be Thin? The Effect of Experimental Exposure to Images of Dolls on the Body Image of 5- to 8-Year-Old Girls", *Developmental Psychology*, 42, 283-292, 2006.

50. Heyman, G. D. & Legare, C. H., "Children's Beliefs About Gender Differences in the Academic and Social Domains", *Sex Roles*, 50, 227-239, 2004.

51. Alink, L. R., Mesman, J., van Zeijl, J., Stolk, M. N., Juffer, F., Koot, H. M., Bakermans-Kranenburg, M. J. & van Ijzendoorn, M. H., "The Early Chidhood Aggression Curve: Development of Physical Aggression in 10- to 50-Month-Old Children", *Child Development*, 77, 954-966, 2006.

52. Giles, J. W. & Heyman, G. D., "Young children's Beliefs About the Relationship Between Gender and Aggressive Behavior", *Child Development*, 76, 107-121, 2005.

53. Benenson, J. F. & Heath, A., "Boys Withdraw More in One-on-one Interactions, Whereas Girls Withdraw More in Groups", *Developmental Psychology*, 42, 272-282, 2006.

54. Benenson J., Duggan V. & Markovits H., "Sex Differences in Infants Attraction to Group versus Individual Stimuli", *Infant behavior and Development*, 27, 173-180, 2004.

55. Hughes F. & Seta C., "Gender Stereotypes: Children's Perceptions of Future Compensatory Behavior Following Violations of Gender Role", *Sex Roles*, 49, 685-691, 2003.

56. Liben L., Bigler R. & Krogh H., "Pink and Blue Collar Jobs: Children's Judgments of Job Status and Job Aspirations in Relation to Sex of Worker", *Journal of Experimental Child Psychology*, 79, 346-363, 2001.

57. Lytton, H. & Romney, D. M., "Parents' Differential Socialization of Boys and Girls: a Meta-analysis", *Psychological Bulletin*, 109, 267-296, 1991.

© Groupe Eyrolles

58. Leaper, C., Anderson, K. J. & Sanders, P., "Moderators of Gender Effects on Parent's Talk to Their Children: a Meta-analysis", *Developmental Psychology*, 34, 3-27, 1998.
59. Fivush, R., Brotman, M.A., Bruckner, J.P. & Goodman, S.H., "Gender Differences in Parent-child Emotion Narratives". *Sex Roles*, 42, 233-253, 2000.
60. Bourdieu, P., *La Domination masculine*, Paris, Seuil, p. 61, 2002.
61. Krumhuber, E., Manstead, A. S. & Kappas, A., "Temporal Aspects of Facial Displays in Person and Expression Perception: the Effect of Smile Dynamics, Head-tilt, and Gender", *Journal of Nonverbal Behavior*, 31, 39-56, 2007.
62. Rester, C. H. & Edwards, R., "Effects of Sex and Setting on Students' Interpretation of Teachers' Excessive Use of Immediacy", *Communication Education*, 56, 34-53, 2007.
63. Hall, J.A., Coats, E.J. & Smith-Lebeau, L., "Nonverbal Behavior and the Vertical Dimension of Social Relations: a Meta-analysis", *Psychological Bulletin*, 131, 898-924, 2005.
64. Henley, N. M., *Body Politics: Power, Sex, and Nonverbal Communication*, Englewood Cliffs, NJ, Prentice Hall, 1977.
65. Schmid Mast, M. & Hall, J. A., "When is Dominance Related to Smiling? Assigned Dominance, Dominance Preference, Trait Dominance, and Gender as Moderators", *Sex Roles*, 50, 387-399, 2004.
66. Goos, L. M. & Silverman, I., "Sex Related Factors in the Perception of Threatening Facial Expressions", *Journal of Nonverbal Behavior*, 26, 27-41, 2002.
67. Horgan, T. G. & Smith, J. L., "Interpersonal Reasons for Interpersonal Perceptions: Gender-incongruent Purpose Goals and Nonverbal Judgment Accuracy", *Journal of Nonverbal Behavior*, 30, 127-140, 2006.
68. Klein, K. J. & Hodges, S. D., "Gender Differences, Motivation, and Empathic Accuracy: When it Pays to Understand", *Personality and Social Psychology Bulletin*, 27, 720-730, 2001.
69. Mehl, M. R., Vazine, S., Ramirez-Esparza, N., Slatcher, R. B. & Pennebaker, J. W., "Are Women Really More Talkative than Men?" *Science*, 317, 82, 2007.
70. Cutler, A. & Scott, D. R., "Speaker Sex and Perceived Apportionment of Talk", *Applied Psycholinguistics*, 11, 253-272, 1990.

© Groupe Eyrolles

71. Aries, E., *Men and Women in Interaction*, New York, Oxford University Press, 1996.
72. Halpern, D. F., *Sex Differences in Cognitive Abilities*, Mahwah, NJ, Lawrence Erlbaum Associates, 2000.
73. Herlitz, A., Nilsson, L. G. & Backman, L., "Gender Differences in Episodic Memory", *Memory & Cognition*, 25, 801-811, 1997.
74. Welzer, H. & Markowitsch, H. J., "Towards a Bio-psycho-social Model of Autobiographical Memory", *Memory*, 13, 63-78, 2005.
75. Mullen, M. K., "Earliest Recollection of Childhood: a Demographic Analysis", *Cognition*, 52, 55-79, 1994.
76. McGivern, R. F., Huston, J. P., Byrd, D., King, T., Siegle, G. J. & Reilly, J., "Sex Differences in Visual Recognition Memory: Support for a Sex-related Difference in Attention in Adults and Children", *Brain and Cognition*, 34, 323-336, 1997.
77. Halpern, *op. cit.*
78. Hegarty, M., Montello, D. R., Richardson, A. E., Ishikawa, T. & Lovelace, K., "Spatial Abilities at Different Scales: Individual Differences in Aptitude-test Performance and Spatial-layout Learning", *Intelligence*, 34, 151-176, 2006.
79. Myers, D. G., *Intuition. Its Powers and Perils*, New Haven, Yale University Press, 2002.
80. Myers, D. G., *op. cit.*
81. Kennedy, J. E., The Polarization of Psi Beliefs: Rational, Controlling, Masculine Skepticism Versus Interconnected, Spiritual, Feminine Belief", *Journal of the American Society for Psychical Research*, 97, 27-42, 2003.
82. Persinger, M. A. & Richards, P., "Tobacyk's Paranormal Belief Scale and Temporal Lobe Signs: Sex Differences in the Experience of Ego-alien Intrusions", *Perceptual and Motor Skills*, 73, 1151-1156, 1991.
83. Halpern, D. F., *Sex Differences in Cognitive Abilities*, Mahwah, NJ, Lawrence Erlbaum Associates, 2000.
84. Brackett, M. A., Rivers, S. E., Shiffman, S., Lerner, N. & Salovey, P., "Relating Emotional Abilities to Social Functioning: a Comparison of Self-reports and Performance Measures of Emotional Intelligence", *Journal of Personality and Social Psychology*, 91, 780-795, 2006.
85. Lips, H., *Sex and Gender* (6th ed.), New York, McGraw-Hill, 2008.

© Groupe Eyrolles

86. Carli, L. L., "Gender, Language, and Influence", *Journal of Personality and Social Psychology*, 59, 941-951, 1990.
87. Eagly, A. H. & Karau, S. J., "Gender and the Emergence of Leaders: a Meta-analysis", *Journal of Personality and Social Psychology*, 60, 685-710, 1991.
88. Aries, E., *Men and Women in Interaction*, New York, Oxford University Press, 1996.
89. Sczesny, S., Bosak, J., Neff, D. & Schyns, B., "Gender Stereotypes and the Attribution of Leadership Traits: a Cross-cultural Comparison", *Sex Roles*, 51, 631-645, 2004.
90. Aries, E., *op. cit.*
91. Buttner, E. H. & McEnally, M., "The Interactive Effect of Influence Tactic, Applicant Gender, and Type of Job on Hiring", *Sex Roles*, 34, 581-591, 1996.
92. Propp, K. M., "An Experimental Examination of Biological Sex as a Status Cue in Decision-making Groups and its Influence on Information Use", *Small Group Research*, 26, 451-474, 1995.
93. LaFleur, S.J. & Loeber, C. C., "Nonverbal Behavior, Gender, and Influence", *Journal of Personality and Social Psychology*, 68, 1030-1041, 1995.
94. Carli, L. L., "Gender and Social Influence", *Journal of Social Issues*, 57, 725-742, 2001.
95. Carli, L. L., *op. cit.*
96. Heilman, M. E. & Okimoto, T. G., "Why Are Women Penalized for Success at Male Tasks? The Implied Communality Deficit", *Journal of Applied Psychology*, 92, 81-92, 2007.
97. Wosinska, W., Dabul, A. J., Whetstone-Dion, R. & Cialdini, R., "Self-presentational Responses to Success in the Organization: the Costs and Benefits of Modesty", *Basic and Applied Psychology*, 18, 229-242, 1996.
98. Rudman, L. A., "Self-promotion as a Risk Factor for Women : the Costs and Benefits of Counterstereotypical Impression Management", *Journal of Personality and Social Psychology*, 74, 629-645, 1998.
99. Furnham, A., Hosoe, T. & Tang, T. L., "Male Hubris and Female Humility? A Crosscultural Study of Ratings of Self, Parental, and Sibling Multiple Intelligence in America, Britain, and Japan", *Intelligence*, 30, 101-115, 2002.

© Groupe Eyrolles

100. Murnen, S. K. & Byrne, D., "Hyperfeminity : Measurement and Initial Validation of the Construct", *Journal of Sex Research*, 28, 479-489, 1991.
101. Matschiner, M. & Murnen, S. K., "Hyperfeminity and Influence", *Psychology of Women Quarterly*, 23, 632-642, 1999.
102. Milgram, S., *Soumission à l'autorité*, Paris, Calmann-Lévy, 2001.
103. Burns, A., "Women in Love and Men at Work: the Evolving Heterosexual Couple?", *Psychology, Evolution & Gender*, 4, 149-172, 2002.
104. Cross, S. E. & Madson, L., "Models of the Self: Self-construals and Gender", *Psychological Bulletin*, 122, 5-37, 1997.
105. Clancy, S. M. & Dollinger, S. J., "Photographic Depictions of the Self: Gender and Age Differences in Social Connectedness", *Sex Roles*, 29, 477-495, 1993.
106. Singelis, T. M., "The Measurement of Independent and Interdependent Self-construals", *Personality and Social Psychology Bulletin*, 20, 580-591.
107. Reid, A., "Gender and Sources of Subjective Well-being", *Sex Roles*, 51, 617-629, 2004.
108. Christensen, A. & Heavey, C. L., "Gender and Social Structure in the Demand/Withdraw Pattern of Marital Conflicts", *Journal of Personality and Social Psychology*, 59, 73-81, 1990.
109. Lamy, L., *L'amour ne doit rien au hasard* (2ᵉ éd.), Paris, Eyrolles, 2007.
110. Glenn, N. D. & Weaver, C. N., "The Changing Relationship of Marital Status to Reported Happiness", *Journal of Marriage and the Family*, 50, 317-324, 1998.
111. Josephs, R. A., Markus, H. R. & Tafarodi, R. W., "Gender and Self-esteem", *Journal of Personality and Social Psychology*, 63, 391-402, 1992.
112. Buunk, B. P., Dijkstra, P., Fetchenhauer, D. & Kenrick, D. T., "Age and Gender Differences in Mate Selection Criteria for Various Involvement Levels", *Personal Relationships*, 9, 271-278, 2002.
113. Hebl, M. R. & Mannix, L. M., "The Weight of Obesity in Evaluating Others: a Mere Proximity Effect", *Personality and Social Psychology Bulletin*, 29, 28-38, 2003.
114. Vorauer, J. D. & Ratner, R. K., "Who's Going to Make the First Move? Pluralistic Ignorance as an Impediment to Relationship Formation", *Journal of Social and Personal Relationships*, 13, 483-506, 1996.
115. Koukounas, E. & Letch, N. M., "Psychological Correlates of Perception of Sexual Intent in Women", *Journal of Social Psychology*, 141, 443-456, 2001.

© Groupe Eyrolles

116. Jacques-Tiura, A. J., Abbey, A., Parkhill, M. R. & Zawacki, T., "Why do Some Men Misperceive Women's Sexual Intentions More Frequently than Others Do? An Application of the Confluence Model", *Personality and Social Psychology Bulletin*, 33, 1467-1480, 2007

117. Henningsen, D. D., "Flirting with Meaning: an Examination of Miscommunication in Flirting Interaction", *Sex Roles*, 50, 481-489, 2004.

118. Ickes, W., Gesn, P. R. & Graham, T., "Gender Differences in Empathic Accuracy: Differential Ability or Differential Motivation?" *Personal Relationships*, 7, 95-109, 2000.

119. Brehm, S. S., *Intimate Relationships*, New York, McGraw-Hill, 1985.

120. Harris, C. R. & Christenfeld, N., "Gender, Jealousy, and Reason", *Psychological Science*, 7, 364-366, 1996.

121. DeSteno, D., Bartlett, M. Y. & Salovey, P., "Sex Differences in Jealousy: Evolutionary Mechanism or Artifact of Measurement?" *Journal of Personality and Social Psychology*, 83, 1103-1116, 2002.

122. Seal, D., Agostinelli, G. & Hannett, C., "Extradyadic Romantic Involvement: Moderating Effects of Sociosexuality and Gender", *Sex Roles*, 31, 1-22, 1994.

123. Rosenthal, R. & Jakobson, L., *Pygmalion in the Classroom*, New York, Holt, Rinehart and Winston, 1968.

124. Fredrickson, B. L. & Roberts, T. A., "Objectification Theory: Toward Understanding Women's Lived Experiences and Mental Health Risks", *Psychology of Women Quarterly*, 21, 173-206, 1997.

125. Fredrickson, B. L., Roberts, T. A., Noll, S. M., Quinn, D. M. & Twenge, J. M., "That Swimsuit Becomes You: Sex Differences in Self-objectification, Restrained Eating, and Math Performance", *Journal of Personality and Social Psychology*, 75, 269-284, 1998.

126. Spencer, S. J., Steele, C. M. & Quinn, D. M., "Stereotype Threat and Women's Math Performance", *Journal of Experimental Social Psychology*, 35, 4-28, 1999.

127. Shih, M., Pittinsky, T. L. & Ambady, N., "Stereotype Susceptibility: Identity Salience and Shifts in Quantitative Performance", *Psychological Science*, 10, 80-83, 1999.

128. Dar-Nimrod, I. & Heine, S. J., "Exposure to Scientific Theories Affects Women's Math Performance", *Science*, 314, 435, 2006.

© Groupe Eyrolles

129. Correll, S. J., "Gender and the Career Choice Process: the Role of Biased Self-assessments", *American Journal of Sociology*, 106, 1691-1730, 2001.
130. Correll, S. J., *op. cit.*
131. Spence, J. T., Helmreich, R. L. & Holahan, C. K., "Negative and Positive Components of Psychological Masculinity and Feminity and Their Relationships to Self-reports of Neurotic and Acting out Behavior", *Journal of Personality and Social Psychology*, 37, 1673-1682, 1979.
132. Steele, J. R. & Ambady, N., "Math is Hard! The Effect of Gender Priming on Women's Attitudes", *Journal of Experimental Social Psychology*, 42, 428-436, 2006.
133. Zanna, M. P. & Pack, S. J., "On the Self-fulfilling Nature of Apparent Sex Differences in Behavior", *Journal of Experimental Social Psychology*, 11, 583-591, 1975.
134. Simpson, J. A., Ickes, W. & Grich, J., "When Accuracy Hurts: Reactions of Anxious-ambivalent Dating Partners to a Relationship-threatening Situation", *Journal of Personality and Social Psychology*, 76, 754-769, 1999.
135. Simpson, J. A., Orina, M. M. & Ickes, W., "When Accuracy Hurts, and When it Helps: a Test of the Empathic Accuracy Model in Marital Interactions", *Journal of Personality and Social Psychology*, 85, 881-893, 2003.

© Groupe Eyrolles

www.ingramcontent.com/pod-product-compliance
Lightning Source LLC
Chambersburg PA
CBHW071131280326
41935CB00010B/1175